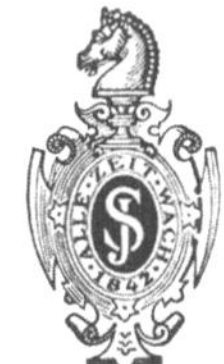

Chirurgia Plastica et Reconstructiva

Organ der Deutschen Gesellschaft für Plastische und
Wiederherstellungs-Chirurgie

Band 4

Herausgeber:

H. Bürkle de la Camp, Dottingen
K. Schuchardt, Hamburg

Redaktoren:

W. Axhausen, Bremerhaven
D. Buck-Gramcko, Hamburg-Bergedorf

Wissenschaftlicher Beirat:

P. Bischoff, Hamburg · E. S. Bücherl, Berlin · F. Hollwich, Münster
F. Rehbein, Bremen · W. Schink, Köln-Merheim · E. Schmid, Stuttgart
U. Schmidt-Tintemann, München · H. v. Seemen, München · W. Tönnis,
Köln-Lindenthal · A. N. Witt, Berlin · H. Wullstein, Würzburg

Springer-Verlag Berlin Heidelberg GmbH 1967

Anmeldungen von Vorträgen zu dem regelmäßig am Wochenende nach Ostern stattfindenden Jahreskongreß der Deutschen Gesellschaft für Plastische und Wiederherstellungschirurgie, die im ersten Halbjahresband der *Chirurgia Plastica et Reconstructiva* veröffentlicht werden (letzter Termin 15. Dezember) sowie

Einsendungen von Manuskripten zur Veröffentlichung im zweiten Halbjahresband (letzter Termin 1. Februar) werden erbeten an:

Prof. Dr. H. BÜRKLE DE LA CAMP, 7801 Dottingen über Freiburg (Breisgau) oder
Prof. Dr. Dr. Dr. hc. K. SCHUCHARDT, 2000 Hamburg 20, Martinistr. 52.

ISBN 978-3-540-03748-4   ISBN 978-3-662-35388-2 (eBook)
DOI 10.1007/978-3-662-35388-2

Ursprünglich erschienen bei Springer-Verlag Berlin · Heidelberg 1967
Library of Congress Catalog Card Number 66-15944.

Titel Nr. 7500

Inhaltsverzeichnis

Erich Lexer

Zur 100. Wiederkehr seines Geburtstages*

Von **H. Bürkle de la Camp**

Am 22. Mai 1967 hat sich der Tag, an dem Erich Lexer das Licht der Welt erblickte, zum hundertsten Male gejährt.

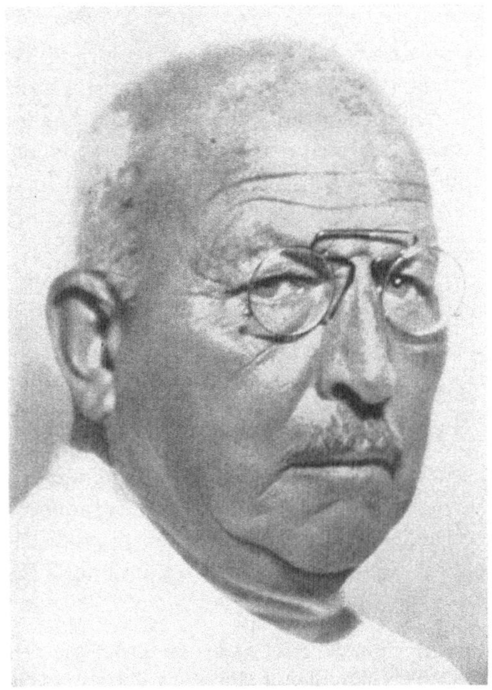

<hr>

* Auszug aus der Gedenk-Vorlesung anläßlich der Feierstunde zur 100. Wiederkehr des Geburtstages von Erich Lexer im Hörsaal der Chirurgischen Universitätsklinik in München am 22. Mai 1967.

Viele Ärzte erinnern sich noch des großen Lehrers und Forschers und zahlreiche Chirurgen denken dankbar an den Meister, in dessen harter Schule sie ihre Ausbildung genossen und die für ihren Beruf kostbaren Kenntnisse erworben haben.

Der jüngeren Generation der Ärzte und vor allem der Chirurgen möge mit diesen Gedenkworten das Bild eines wahrhaft großen Mannes vor Augen geführt werden, der mitgeholfen hat, das Fundament stark zu machen, auf dem heute und auch künftig die Chirurgie weiter ausgebaut wird.

Die alten Lehrer und Forscher dürfen nicht vergessen werden, auch wenn ihre Ansichten, Forschungsergebnisse und Methoden neueren Erkenntnissen weichen mußten. Verneigen wir uns ehrfurchtsvoll vor ihnen und achten wir in ihnen die Bahnbrecher und Wegbereiter für unsere eigene und unserer Nachkommen Arbeit.

ERICH LEXER wurde am 22. Mai 1867 in Freiburg im Breisgau geboren als Sohn des Universitätsprofessors MATTHIAS VON LEXER. Schon in seinen Schuljahren in Würzburg, wo sein Vater dann den Lehrstuhl für Germanistik innehatte, fiel er als talentierter Maler und Bildner auf. Diese Begabung bewog ihn, sich zunächst dem Kunststudium zu widmen. Anatomische Zeichnungen aber führten ihn recht bald seiner wahren Berufung zu: der Medizin und der Chirurgie. Nach beendetem Studium arbeitete er zunächst 2 Jahre bei dem Anatomen MERKEL in Göttingen, um dann in die chirurgische Lehre bei ERNST VON BERGMANN einzutreten.

Um Forschen und Wirken eines Mannes jener Tage richtig verstehen zu können, müssen wir einen Blick in die Zeit tun, in die er gestellt wurde.

Als LEXER 1867 geboren wurde, vollzog sich in der Chirurgie gerade der Wandel aus der empirischen Wundarzneikunst zu einer neuen Disziplin der Naturwissenschaft. Zwei große Entdeckungen waren im Begriff, das seit Jahrhunderten in der Kunde der Wundarznei Herkömmliche zur Grundlage unserer heutigen Chirurgie und zu einer angesehenen Wissenschaft umzubauen: die Beseitigung des Schmerzes und die Verhinderung der Wundinfektion.

Um die Jahrhundertmitte führte CRAWFORD LONG die erste Äthernarkose durch, die DIEFFENBACH 5 Jahre später schon in Deutschland einführte, und fast zur gleichen Zeit gab SIMPSON die Chloroformnarkose bekannt.

1861 entdeckte PASTEUR, daß die Ursache der Gärungen und Zersetzungen organischer Massen in den Fermenten von Lebewesen pflanzlicher oder tierischer Natur zu suchen sei, ohne aber diese pflanzlichen und tierischen Kleinwesen genau gekannt zu haben. Schon 6 Jahre später machte JOSEPH LISTER, damals in Glasgow, die sich segensreich auswirkende Entdeckung, daß die gefürchteten Zersetzungen in der Wunde ganz ähnliche Ursachen haben, und versuchte, sie mit Mitteln zu bekämpfen, die sich zur Beseitigung der Zersetzungen in Abwässern schon bewährt hatten: er verwendete die 5%ige Karbolsäure.

Im Jahre 1867, dem Geburtsjahr LEXERS, erschien LISTERS den großen Wandel in der Chirurgie bestimmende Schrift über die antiseptischen Grundsätze in der chirurgischen Praxis. Das ist der bedeutendste Markstein in der Geschichte der Chirurgie.

Unter der Karbolsäurebehandlung heilten die Wunden ohne Zersetzung, ohne Fäulnis — „Sepsis" heißt ja Fäulnis.

LISTER erkannte aber auch den Wert der Vorbeugung, der antiseptischen, fäulniswidrigen Prophylaxe, der keimtötenden Reinigung der Instrumente, der Verbandmittel, der Hände, der Kleidung, ja sogar der Luft, die durch den Karbolspray entkeimt wurde oder werden sollte. Ein anderer hatte allerdings schon 20 Jahre früher die erste Stufe dieser Leiter betreten, ohne anerkannt, leider aber bitter enttäuscht zu werden: SEMMELWEIS.

Auch LISTER hatte starke Widerstände der unbelehrbaren Besserwisser zu überwinden, bis seine Ansichten zum Erfolg führten. Ein Bild der Zustände und Verhältnisse gibt ein Bericht des Münchener Chirurgen JOH. NEPOMUK NUSSBAUM: infolge des forschen Vorgehens der Chirurgen — die Schmerzbekämpfung war ja möglich, aber die Ursachen der Wundinfektion waren noch unbekannt — hatte der Hospitalbrand, jene verheerende Wunderkrankung, die von Bett zu Bett, von Patient zu Patient, von Wunde zu Wunde verschleppt wurde, weit um sich gegriffen und auch in seinem Krankenhaus eine ungeheure Ausbreitung erlangt, sodaß 1872 26%, 1873 schon 50% und wenig später sogar 80% der Kranken und Verletzten daran erkrankten ,und zwar mit hoher Todesziffer, daß aber, nachdem er „listerte", wie man damals zu sagen pflegte, diese Erkrankung schlagartig erlosch.

Lord LISTER hatte viele Freunde in Deutschland. 1885 wurde er Ehrenmitglied der Deutschen Gesellschaft für Chirurgie. Er starb 1912, also vor erst 55 Jahren.

Erst nach der Einführung der Listerschen Antiseptik folgten Entdeckung und Klassifizierung der meisten Erreger. So beschrieben 1877 PASTEUR den Vibrion septique, der mit dem von KOCH und GAFFKY gefundenen Erreger des malignen Ödems identisch ist, — 1879 NEISSER den Gonococcus —, 1881 FEHLEISEN den Streptococcus pyogenes —, 1884 BECKER und ROSENBACH den Staphylococcus pyogenes aureus, um nur einige wenige zu nennen.

Zu erwähnen ist noch die Einführung der örtlichen Betäubung, der Kälteanästhesie durch RICHARDSON 1866 und der chemischen Anästhesie, zunächst in der Augenheilkunde durch KOLLER 1884 mit dem Cocainum muriaticum.

Und wenn ich dann noch in Erinnerung rufe, daß THEODOR BILLROTH 1881 die erste Magenresektion, die erfolgreiche Entfernung eines Pyloruscarcinoms, durchgeführt hat, dann habe ich in ganz groben Umrissen die Zeit geschildert, in die ERICH LEXER gestellt war, als er 1892 in die Klinik von ERNST VON BERGMANN in Berlin eintrat.

ERNST VON BERGMANN, gebürtiger Balte, gehört zu den größten deutschen Chirurgen, eine starke Persönlichkeit, ein geschickter mutiger Operateur. Das Hauptgebiet seiner Forschungen war die Wunde, ihre Heilungsvorgänge, ihre Infektion und deren Bekämpfung, — ein Thema, das ihn besonders fesselte, nachdem er drei Kriege als Chirurgus mitgemacht hatte. Von 1878 bis 1882 hatte er zunächst den chirurgischen Lehrstuhl in Würzburg inne als „Professor und Oberwundarzt", dann anschließend bis 1907 die 2. chirurgische Universitätsklinik in Berlin als Nachfolger von BERNHARD VON LANGENBECK. VON BERGMANN ist der eigentliche Begründer der Aseptik. Aus seiner Schule stammen bekannte Chirurgen, deren Namen auch heute noch mit Achtung genannt werden: O. v. Angerer, W. Baetzner, M. Borchardt, G. v. Bramann, W. v. Brunn, H. Coenen, Th. Gluck, N. Guleke, Fritz König, D. Nasse, O. Nordmann, H. Schlange, K. Schimmelbusch und viele andere.

In der Schule Ernst von Bergmanns wurde Erich Lexer Chirurg, er beeinflußte und beeindruckte den jungen Assistenten durch sein Wesen, seinen Geist, seine Technik, seine Forschungen — soweit ein eigenwilliger Mensch wie Lexer sich überhaupt beeinflussen und formen ließ.

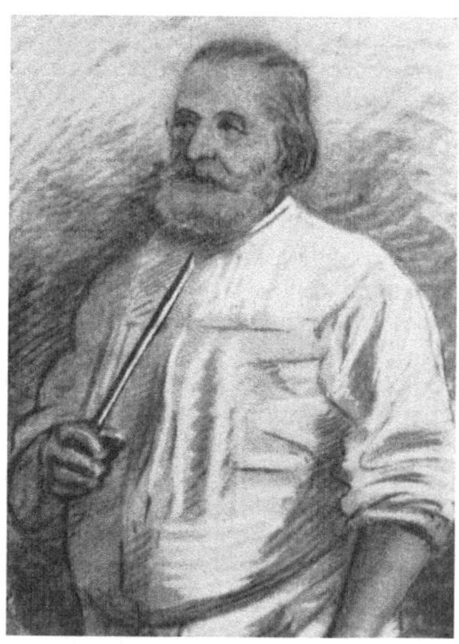

Ernst von Bergmann, 1836—1907. Dorpat-Würzburg-Berlin. Kohlezeichnung von Erich Lexer

Hier in dieser Klinik eröffnete sich Lexer das breite und noch weit offene Forschungsgebiet einer in kräftiger Entwicklung begriffenen Chirurgie, die in den allgemeinen und speziellen Bereichen noch weitgehend unerforscht war. Lexers *Forschungen lagen größtenteils im Gebiet der allgemeinen Chirurgie*: die *Wundinfektion*, ihre Entstehung, ihre Ausbreitung, ihre Verhinderung und Behandlung; *Schock und Kollaps*, ihr Wesen, ihre Entstehung und Auswirkung, ihre Bekämpfung und Vorbeugung. Damals wurden Schock und Kollaps stets getrennt betrachtet und verschieden behandelt. Auch wir haben darin noch lange Zeit zwei verschiedene Krankheitsbilder gesehen bis kurz vor dem 2. Weltkrieg, und auch heute noch ist diese Frage nicht endgültig entschieden, nicht einmal in der Chirurgie, geschweige denn in den anderen Fachgebieten der Medizin. Die medikamentöse Behandlung von Schock und Kollaps beschäftigte Lexer — und auch uns noch. Die Kreislaufbehandlung, die Flüssigkeitsregulierung im Körper kamen erst später hinzu.

Der *Blutersatz* war ein weiteres Gebiet, dem Lexer sein Interesse widmete. Zu seiner Zeit kannte man durch Jahrzehnte hindurch vorwiegend die von Kronecker und Sander 1879 eingeführte 0,9%ige Kochsalzlösung, die man die „physiologische" nannte. Erst im 3. und 4. Jahrzehnt unseres Jahrhunderts und im und nach dem 2. Weltkrieg wurde den Blutersatzlösungen mehr Interesse gewidmet, und Lexer und seine Schüler betätigten sich an diesen Forschungen und an der Einführung und Durchführung der Bluttransfusion.

Gerade das Beispiel der Bluttransfusion lehrt, wie zögernd früher manche wertvollen Forschungsergebnisse und Neues bekannt und anerkannt wurden. Nachdem Landsteiner 1901 die ersten drei Blutgruppen und ein Jahr später Decastello und Sturli die vierte beschrieben hatten, dauerte es bis zum Ende des zweiten, ja sogar bis zum Anfang des dritten Jahrzehntes, bis die Bluttransfusion richtig eingeführt und ihrer Gefahren beraubt war. Noch im 1. Weltkrieg wurde auf deutscher Seite von ihr so gut wie kein Gebrauch gemacht. Und endlich 1928 ließ die von der Hygienekommission des Völkerbundes bestimmte Einteilung der Blutgruppen den verhängnisvollen Wirrwarr der vier verschiedenen gebräuchlichen Einteilungen verschwinden. Über zwei Jahrzehnte hatte es gedauert, bis diese segensreiche Entdeckung sich in einer fortschrittlichen Zeit durchsetzen konnte.

Dem *elektrischen Operieren* schenkte Lexer schon früh sein Interesse, zunächst in der Tumorcoagulation, die sein Schüler Keysser zu entwickeln versuchte. Aber erst die Verbesserung der Apparate brachte Fortschritte, zu denen von Seemen wesentliches beigetragen hat. In der Vereinigung von elektrischem und blutig-mechanischem Operieren, scharfem und Schmelzschnitt, Coagulation und elektrischer Blutstillung sieht Lexer die Vorteile, die besonders in der Behandlung der bösartigen Geschwülste wertvoll sind.

Die *Antiseptik* und *Aseptik*, Arbeitsgebiete, die er von seinem Lehrer Ernst von Bergmann übernommen hat, haben Lexer stark beschäftigt. Mit den Berliner Mitassistenten Nasse und Schimmelbusch arbeitete er an den Grundlagen der Aseptik in einer schönen Arbeitsteilung: der ärztliche Konstrukteur Schimmelbusch, die bakteriologischen Kenner und Überwacher Lexer und Nasse und dazu der mechanische Handwerker Lautenschläger, eine großartige und erfolgreiche Arbeitsgruppe, deren Zusammenarbeit große Fortschritte zu verdanken sind in einer Zeit, in der man in Deutschland noch nicht von „team-work" sprechen zu müssen glaubte. Die Heißwasser-Sterilisation, die Dampfsterilisation, die bakteriologischen und technischen Voraussetzungen wurden von ihnen erarbeitet. Auch an der Weiterentwicklung der Sterilisationsapparate waren Lexer und seine Schüler weiterhin beteiligt.

Noch viele Themen aus der allgemeinen Chirurgie wären hier aufzuzählen, um Lexers Werk gerecht zu werden, so die *örtliche Betäubung*, die *Narkose*, die Vorbeugung und Behandlung des *Gasbrandes* und des *Wundstarrkrampfes*, die Klassifizierung und die Behandlung der *Infektionen* und besonders der *Allgemeininfektionen*, die vielen Arbeiten und Experimente über auto-, homo- und heteroplastische *Gewebeverpflanzung, Organtransplantation, Gewebekonservierung*. Alle diese Arbeiten sind zusammengetragen in Lexers „Lehrbuch der Allgemeinen Chirurgie", dessen 1. Auflage 1903, also noch in der von Bergmannschen Klinik, und dessen 20. Auflage 1930 aus der Münchener Klinik erschienen — 20 Auflagen eines zweibändigen Werkes in 27 Jahren, alles allein bearbeitet, allein geschrieben. Helfen durften wir ihm dabei nur bei einzelnen Kapiteln, bei denen wir besondere Erfahrungen hatten, aber geschrieben hat er jedes Wort selbst. Gerade diese Alleinbearbeitung aus eines Mannes Geist machte dieses Werk so wertvoll. Das „Lehrbuch der Allgemeinen Chirurgie" war unsere chirurgische Bibel, das A und O dessen, was ein Arzt in einem operativen Fach wissen muß. Ohne vollkommene Kenntnisse der allgemeinen Chirurgie sollte kein Arzt zum Messer greifen, um eine Operation durchzuführen.

Heute ist es einem Einzelnen unmöglich, die gesamte allgemeine Chirurgie zu überblicken oder zu beschreiben, das Fach hat sich zu sehr ausgeweitet.

Erich Lexer war einer der bedeutendsten Vertreter der allgemeinen Chirurgie, nicht nur in der Forschung, sondern auch in Diagnostik und Therapie. Gleichgültig ob er in einer Körperhöhle oder an einem anderen Abschnitt des menschlichen Körpers operierte, immer überraschte er mit neuen Methoden, mit Abänderungen bekannter Verfahren. Er liebte es nicht, auf eingefahrenen Wegen oder gar auf den Pfaden anderer zu wandeln. Seine Gedanken schweiften stets um neue Pläne, jeden Eingriff gestaltete er anders. Da er beim Operieren niemals redete, waren wir oft verblüfft, wenn plötzlich irgend etwas ganz anderes geschah, als wir erwartet hatten. Dann lachte er nur leicht um die Augen herum und freute sich über unser Erstaunen, er sagte nichts, und auch wir mußten schweigen. Und wenn er erholt aus dem Urlaub zurückkam, war es oft beängstigend, wenn er sein Füllhorn neuer Überlegungen über uns ausgoß und jeden von uns mit seinen Plänen und oft unerfüllbaren Wünschen bedachte, aber nicht immer beglückte.

Von von Bergmann, der 1889 das erste Standardwerk über die neue Hirnchirurgie geschrieben hatte, übernahm Lexer die besondere Liebe zu Operationen im Schädelinneren, vor allem bei Hirntumoren und traumatischer Epilepsie. In seiner Freiburger Zeit, also nach dem 1. Weltkrieg, half er vielen dieser armen an traumatischer Epilepsie nach Hirnschüssen leidenden Menschen. Sein Verfahren der Narbenlösung mit Fettgewebeeinlagerung zur Verhinderung von neuen Verwachsungen wurde noch im 2. Weltkrieg angewendet, ist heute aber durch bessere Methoden überholt — gewiß ein Fortschritt, aber dennoch hat er Gutes geleistet und die Grundlage für neue aussichtsreichere Verfahren gelegt.

Man möge bedenken: alle diese Operationen in Chloroformnarkose, seltener in Äthernarkose, keine Infusionsbehandlung, ungenügende Kenntnisse über das Wesen und die Behandlungsmöglichkeiten des Schocks und seiner Kreislaufveränderungen, keine Antibiotica, keine Bacteriostatica — und trotzdem Erfolge. Das ist Pionierarbeit.

Bei Eingriffen im Thoraxraum grübelte LEXER stets darüber nach, wie er das damals unübertroffene Sauerbruchsche Überdruckverfahren verbessern und wie er die durch Rippen-Serienresektionen entstehenden Entstellungen vermeiden oder beseitigen könne. Ihm, der lieber aufbaute als zerstörte, war die unvermeidbare Wegnahme vieler Rippen fast ein Hindernis, diese notwendigen Operationen auszuführen. Davon zeugen seine Worte, die er mir als Widmung in die 17. Auflage seines „Lehrbuch der Allgemeinen Chirurgie" schrieb: „Ein guter Chirurg muß heutzutage mehr können als nur Rippenresektionen — die Zeiten sind vorbei, wo man damit bei der biblischen Schöpfung Großes vollbrachte".

In der Bauchchirurgie waren nicht nur seine gründlichen anatomischen Kenntnisse bewundernswert, sondern seine mit leichter Hand und geschickten Fingern ausgeführten Nähte — schnell, elegant, genau führte er Nadel und Faden, niemand durfte den fortlaufenden Faden führen, den Knoten schürzen, die Fäden abtrennen, das tat er alles allein, die Schere legte er nur ganz selten aus der Hand.

Wie jeder Chirurg hatte auch LEXER seine Lieblingsgebiete: das eine war die *Knochen- und Gelenkchirurgie*, das zweite die *plastische und Wiederherstellungschirurgie*.

Die ihm von der Natur verliehenen Gaben für künstlerisches Sehen, Erkennen und Gestalten befähigten ihn zu diesen beiden Zweigen der Chirurgie in besonderem Maße. Er war ein gewandter Zeichner, der mit wenigen Kreidestrichen an der Tafel seinen Unterricht belebte und die Studierenden oft zu Beifallsstürmen hinriß, seine Skizzen hatten großen Lehrwert. Er war ein begnadeter Maler und Bildhauer und großer Freund der bildenden Künste. Mit dem Messer zeichnete er unmittelbar auf die Haut die geplante Schnittführung. Mit dem Meißel modellierte er mit kühnen und doch fühlenden Hammerschlägen neue Gelenke und Transplantate.

Zur Knochenchirurgie führten ihn seine Studien über die hämatogene eitrige Osteomyelitis des Kindesalters und die damit verbundenen Studien über die Gefäßverteilung im Knochen. Mit der Darstellung der Knochengefäße im Röntgenbild, mit der er die Ansiedlung der Erreger in den epi-, dia- und metaphysären Knochengefäßen nachwies, erregte der damals recht junge Assistent erstmals Aufsehen (1895). Es folgten Arbeiten über die bakterielle und toxische Allgemeininfektion, die Klassifizierung dieser Krankheitsbilder. Nicht vergessen ist sein — leider vergeblicher — Kampf um die Ausrottung des Wortes „Sepsis", das für ihn immer nur Fäulnis bedeutete und nur durch „unüberlegten Sprachgebrauch" zur Bezeichnung einer Allgemeininfektion mißbraucht wurde.

Die schweren Zerstörungen des Knochens durch die Eiterung führten ihn zum Ersatz des Verlorengegangenen durch Verpflanzung autologen, homologen oder heterologen Knochens. Er versuchte die Alloplastik in der Knochenchirurgie. Er experimentierte mit der Konservierung von Knochen und anderen Geweben.

Das Ergebnis seiner ein langes Leben dauernden Untersuchungen aber war, daß nur der frisch verpflanzte körpereigene Knochen das erfolgreiche Transplantat ist. Diese Erkenntnis ist auch heute noch die richtige, obwohl schon 10 Jahre nach seinem Tode wir soweit waren, daß wir mit konservierten Geweben Erfolge aufweisen konnten.

LEXERS großartige Heilungen der Pseudarthrosen durch Knochentransplantationen sind heute nur teilweise überholt durch die alloplastischen Methoden der intramedullären Nagelung und der Druckverschraubungen. Bei Defektpseudarthrosen und nach Tumorresektionen sind aber die Knochentransplantationen noch immer *das* heilende Verfahren.

Die zerstörten und versteiften Gelenke, die den Menschen nicht nur behindern sondern auch das Bild und den Anblick des Menschen stören, sollten wieder beweglich gemacht werden. Wieviele *Gelenkplastiken* LEXER ausgeführt hat, ist nie statistisch erfaßt worden — er war ein Gegner der Zahlenaufstellungen, da er in ihre Angaben niemals Glauben hatte, hierin war er unerschütterlich —, viele hunderte Plastiken an Schulter-, Ellbogen-, Hand- und Fingergelenken, besonders aber an Hüft-, Knie-, Fuß- und Kiefergelenken hat er ausgeführt. Wären diese Operationen nicht so erfolgreich gewesen, hätte dieser ehrliche und wahre Mann nicht derart zahlreiche gemacht.

LEXER versuchte, ganze und halbe Kniegelenke zu verpflanzen, die er unmittelbar nach Amputationen oder Hinrichtungen gewinnen und lebensfrisch transplantieren konnte. Ich hatte später Gelegenheit, zwei dieser Gelenke zu untersuchen und darüber zu veröffentlichen. Beide Gelenke heilten ein, nachdem sie ganz und ohne Kapsel verpflanzt waren, waren dann etwa 2 Jahre lang schmerzlos beweglich, sinterten aber langsam zusammen, so daß nach rund 8 Jahren Stützapparate erforderlich wurden. Die Trägerin des einen Gelenkes starb nach 14 Jahren an Lungentuberkulose. Das andere Gelenk mußte nach 16 Jahren als unbrauchbar reseziert werden. Die Methode hat sich nicht bewährt. Welch ein Mut gehörte aber zu einer solchen Transplantation — auch dieses negative Ergebnis ist wertvoll.

LEXER bei seinen Gelenk- und Knochenoperationen zuzuschauen, war immer wieder ein Erlebnis, das in Bewunderung überging, wenn er meißelte oder formte. Als Gleitgewebe verpflanzte er fast ausnahmslos lebensfrisches autologes Fettgewebe, selten Fascie (nach PAYR) oder Cutis (nach ED. REHN).

Trotz der Fortschritte der alloplastischen Gelenkwiederherstellung hat die Gelenkplastik nach Lexer auch heute noch ihren Wert, besonders am Kniegelenk, aber auch an Hüft-, Ellbogen- und Kiefergelenken. Unter den mehr als 400 Gelenkplastiken, die ich ausgeführt habe, darunter allein 194 an Hüftgelenken, habe ich gerade beim Hüftgelenk viele Alloplastiken mit Kunststoff- oder Metallprothesen der Pfanne oder des Kopfes gemacht. Keine Alloplastik hat das gehalten, was man erwartete, da das tote Material sich aufbraucht und verändert. Ich bin wieder zur Lexer-Plastik zurückgekehrt und habe die geringe Verkürzung, die ausgleichbar ist, in Kauf genommen. Am Kniegelenk kenne ich auch heute nichts Besseres als die Lexer-Plastik.

Als junger Assistent in Berlin gehörte Lexers fürsorgende Liebe schon den *Lippen- und Gaumenspalten*, die er dort und später in großer Zahl operierte. Immer in Chloroformnarkose, immer ohne Infusionsbehandlung. Er begann die schon bekannten Methoden auszubauen und neue Wege zu gehen und hatte sehr schöne Erfolge, auf denen spätere Chirurgen und Kieferärzte dann weiterbauen konnten. Seine Freundschaft mit dem Pariser Spezialisten für Gaumenspaltenoperationen Victor Veau, eine leider erst sehr späte Verbindung, war für beide Teile beruflich fruchtbringend — man könnte sagen: zwei Antagonisten haben sich ergänzt.

Noch vor der Jahrhundertwende hat der junge Assistent Lexer versucht, eine mediane Gesichtsspalte operativ zu beseitigen, für damalige Zeiten ein großes Wagnis. Er hatte vollen Erfolg und fand Anerkennung, so daß er von dieser Zeit an schon in Vorträgen und Veröffentlichungen, auch in Handbüchern über plastische Eingriffe berichten konnte.

Über die Operationen bei angeborenen Spaltbildungen im Gesicht und Urogenitalsystem drang er immer tiefer in die plastische Chirurgie ein. Die Verstümmelungen, die der 1. Weltkrieg an gesunden wohlentwickelten Menschen hinterließ, brachten ihm nicht nur ausgedehnte Arbeitsmöglichkeiten in Lazaretten, in denen er als Beratender Chirurg der Marine arbeitete, sondern auch eine selten weite Erfahrung ein. Noch viele Jahre später kamen diese Kriegsverletzten in die Freiburger Klinik, wo wir dem Meister helfen durften, von ihm lernten, aber auch erfahren konnten, wie schwierig, hindernisbeladen und verantwortungsvoll die plastische Chirurgie ist.

„Chirurgie lernt man durch Zuschauen. Wer nicht nachahmen kann, wird nie ein Chirurg", das waren seine trostreichen Worte, wenn er die „schönen Fälle" selbst operierte, die wir gern behandelt hätten. Niemals verwendete er Maßstäbe, Vorlagen, Schablonen zu seinen plastischen Eingriffen, er folgte immer nur seinem Augenmaß. Hier machte sich seine künstlerische, bildhauerische Begabung bemerkbar, in ganz besonderem Maße bei der Durchführung von Brustplastiken und Gelenkplastiken.

Auch zu der heutigen Chirurgie der Blutgefäße legte Lexer mit den Grundstock. Die *erste freie Venentransplantation* zur Überbrückung eines

Defektes nach Aneurysmaentfernung hat Erich Lexer ausgeführt. Arterien- und Venenverpflanzungen hat er sehr häufig vorgenommen zum Ausgleich von Gefäßdefekten oder zur Sicherung seitlicher Gefäßverletzungen. Mit den handwerklichen Ausdrücken „Fleck" und „Riester" bezeichnete er ganz einfach das, was heute unverständlicherweise bei uns mit englischen Ausdrücken benannt wird.

Alle diese Arbeiten der plastischen und Wiederherstellungschirurgie erforderten nicht nur einen Reichtum an Ideen, wie z. B. der antethorakale Speisenröhrenersatz oder die Harnröhrenplastik mit dem frei verpflanzten Wurmfortsatz, sondern auch grundlegende ausgedehnte Forschungen. Unzählige tierexperimentelle Untersuchungen über auto-, homo- und heterologe Gewebeverpflanzungen, Untersuchungen über Sensibilisierung durch fremde Gewebe, Immunisierungsversuche waren erforderlich, um überhaupt dieses Gebiet in diesem Ausmaß am Menschen anwenden zu können. Das zweibändige Werk „Die freien Transplantationen" (1919 und 1924), das er mit acht seiner Mitarbeiter schrieb, legt Zeugnis ab von dieser Forschungsarbeit. Bei diesen Arbeiten, die er in Königsberg und Jena durchführte, waren Ed. Rehn und der leider zu früh ums Leben gekommene Rudolf Eden seine Hauptstützen.

Seine praktischen Ergebnisse in der plastischen und Wiederherstellungschirurgie hat Lexer 1920 in einem einbändigen Werk „Wiederherstellungschirurgie" veröffentlicht. Schon 11 Jahre später ließ er das zweibändige Werk „Die gesamte Wiederherstellungschirurgie" — das Standardwerk auf diesem Gebiet — folgen, in dem er sein gesamtes Erfahrungsgut niedergelegt hat. Diese Bücher wiederum sind alle allein geschrieben.

So wurde Erich Lexer zum *Begründer der Wiederherstellungschirurgie*, nicht nur in Deutschland, sondern in der ganzen Welt — anerkannt und hochgeehrt.

Lexer, der Sohn eines bekannten Germanisten, *liebte und pflegte die deutsche Sprache*. Er haßte vermeidbare Fremdwörter, die er als Scheinbildung verabscheute. Er konnte beißend spöttisch werden, wenn jemand seine Muttersprache vernachlässigte. Unter der Überschrift „Sprachungeheuer" versuchte er 1934 die deutschen Ärzte zur Achtung vor der Sprache anzuhalten: „Wann wird man endlich mit dem überflüssigen ‚eventuell' in jedem Satz verschont bleiben, wann mit den leicht in gutem Deutsch ersetzbaren Wörtern, wie z. B. ‚evidente Diskrepanz', ‚Präponderanz', ‚Adhärenz', ‚Dehiszenz', ‚exakte Adaption' und vieles andere! Wörter, die imstande sind, einem Leser mit deutschem Sprachgefühl solche Arbeiten zu verekeln. Eine andere Unart ist die Herabwürdigung des Eigennamens. Das „thierschen', die ‚gethierschte Wunde' liest man namentlich in österreichischen Arbeiten. Glücklicherweise ist Fedor Krause noch nicht zum Zeitwort geworden. Auf den ‚Kopfperthes' und ‚Pfannenperthes' im Zbl. Chir. ist jetzt in der ‚deutschen' Kieferchirurgie der ‚Pseudopaget', der ‚Schädelpaget', der ‚Kieferpaget' gefolgt. Das sind keine schreib- und druckfähigen Bildungen. Mehr Achtung vor der Persönlichkeit und der deutschen Sprache!". Seine Mahnungen blieben leider vergeblich.

Lexers Bücher und seine anderen Veröffentlichungen sind in einer vorbildlichen deutschen Sprache geschrieben. Seine mir in die letzte Auflage seines „Lehrbuch der Allgemeinen Chirurgie" geschriebene Widmung, ein Wort von Jakob Grimm, spricht von seiner Achtung vor der Muttersprache: „Lernet und heiliget Eure angestammte uralte Sprache und haltet an ihr, Eure Volkskraft und Dauer hängt an ihr". Ist dieser Spruch nicht beherzigenswert? Ist er nicht geradezu prophetisch? Würde er heute einen Kongreß besuchen, in dem die Worte by-pass, team-work, crossleg-flap, postage-graft, stripes, neck-dissection usw. durch die Luft schwirren, häufig auch noch mangelhaft ausgesprochen, er würde kopfschüttelnd aufstehen und wortlos traurig den Raum verlassen.

Ein vergnüglicher Vorfall aus einer Vorlesung sei in diesem Zusammenhang kurz berichtet: Die Praktikantin wird nach Untersuchung eines Kranken gefragt, welche Krankheit ihrer Meinung nach vorliegt. Praktikantin: „Eventuell eine Appendicitis". — Lexer: „Was heißt ‚eventuell'? Wahrscheinlich, möglicherweise, nötigenfalls. Liebst Du mich eventuell"? Praktikantin schlagfertig: „Nötigenfalls, Herr Geheimrat!". Tosender Beifall der Hörer, Lexer war geschlagen.

In seinen Liebhabereien suchte Lexer Entspannung und Erholung. In früheren Jahren war er ein begeisterter Reiter, der große starke Mann brauchte aber kräftige Pferde. Von den jungen Jahren in Berlin bis ins 7. Jahrzehnt betrieb er eifrig den Rudersport. Sein Rollsitzboot „Wackele" hat lange Strecken zurückgelegt auf vielen Wasserwegen, besonders auf den Berliner Gewässern und auf dem Bodensee. Schon aus den 90er Jahren des vorigen Jahrhunderts war Lexer Liebhaber starker Kraftwagen, meistens fuhr er Mercedes. Sein letzter Wagen aber war ein Maybach-Zwölfzylinder mit Zeppelinmotor. Das unvergeßliche Bild: Lexer mit Kneifer, Lederjacke und Sportmütze am Steuer des offenen Wagens. Wenn Lexer in seinem schönen oberbayerischen Landhaus in Garmisch der Ruhe pflegte, dann sah man ihn in der kurzen Lederhose mit grauer Trachtenjacke und grüner Weste, die lange silberne Uhrkette mit klingenden Silbertalern über die beachtliche Wölbung gespannt. Oft traf man ihn in dieser Aufmachung, im Rucksack das Malstativ und den Malkasten, die gespannte Leinwand in der Hand. Dann malte er vorzugsweise Berglandschaften, Blumen und Bäume. Nur wenige seiner Bilder haben den 2. Weltkrieg überstanden. Wer das Glück hatte, mit ihm in Garmisch einen Abend in seinem Heim zu verbringen, lernte einen anderen Erich Lexer kennen. Alles Herrische, kurz Angebundene, oft brummig Klingende des Klinikchefs war verschwunden. Jetzt lachte und scherzte er, hier konnte er sogar langatmig und humorvoll erzählen.

Lassen Sie mich zum Schluß Lexers *Weg und Wirken* noch einmal kurz zusammenfassen:

Medizinstudium 1885/90 Würzburg. Bestallung 1890.

1890/91 Assistent Anatomie Göttingen (Merkel).

1892/1905 Assistent 2. Chirurgische Universitätsklinik Berlin (v. Bergmann). Habilitation Berlin 1898.

1905/10 Direktor der Chirurgischen Universitätsklinik Königsberg.

1910/19 Direktor der Chirurgischen Universitätsklinik Jena.

1919/28 Direktor der Chirurgischen Universitätsklinik Freiburg i. Br.

1928/36 Direktor der Chirurgischen Universitätsklinik München.

1936/37 Chefarzt der chirurgischen Abteilung des Städtischen Krankenhauses München-Schwabing.

Königsberg: Dort war er gern und erzählte mit großer Freude von dieser Zeit, in der er bei Konsilien in Rußland und Polen ärztlich viel Neues sah und lernte. Hier setzte er die in Berlin begonnenen Arbeiten über allgemeine Chirurgie, Aseptik, Wunde, Wundinfektion, Lippen- und Gaumenspalten und plastische Chirurgie fort.

Jena: In diese Zeit fällt der 1. Weltkrieg und damit seine große Zeit in plastischer und Wiederherstellungschirurgie bei Kriegsverletzungen aller Körperregionen. Hauptwerk: Die freien Transplantationen in Forschung und Praxis, die in Band I der „Freien Transplantationen" und in „Wiederherstellungschirurgie" niedergelegt sind.

Freiburg: Alle diese Arbeiten setzte er hier fort, besonders aber die wiederherstellenden Operationen nach Kriegsverletzungen. Hier erschien Band II der „Freien Transplantationen". Hier legte er auch den Grundstock für die später in München veröffentlichten Werke.

München: Lexers bedeutendster und geliebter Lehrstuhl. Hier gab er sein großes Werk „Die gesamte Wiederherstellungschirurgie" heraus. Er blieb aber stets *der* Allgemeinchirurg mit einem umfassenden Wissen und großen Können. Fortlaufend arbeitete und vervollkommnete er sein „Lehrbuch der Allgemeinen Chirurgie", dessen 20. und letzte Auflage 1930 erschien.

1935 begründete er die Schriftenreihe „Vorträge aus der praktischen Chirurgie", deren erstes Heft er selbst schrieb.

Mit seinem letzten Werk „Die pyogenen Infektionen und ihre Behandlung", das er 1936 noch in der von ihm herausgegebenen „Neuen Deutschen Chirurgie" veröffentlichte, schließt sich der Kreis seiner wissenschaftlichen Arbeiten, er beendete sein Lebenswerk mit dem Thema, das einst sein erstes war. Und das tat er zugleich mit seiner Emeritierung.

Noch aber wollte er seine chirurgische und Forschungsarbeit nicht beenden, er hatte weitere Pläne. Jetzt nach seiner Emeritierung übernahm er die Leitung der chirurgischen Abteilung des städtischen Krankenhauses

München-Schwabing. Hier war er wieder Allgemeinchirurg und las eine Vorlesung über Plastische und Wiederherstellungschirurgie.

An seinem 70. Geburtstag wurde ihm die Goethe-Medaille verliehen — eine ehrende und würdige Anerkennung seiner großen wissenschaftlichen Leistungen.

Ein halbes Jahr später, am 4. Dezember 1937, wurde dieser große starke Mann gefällt, ein Herztod raffte ihn in Sekundenschnelle hinweg, ohne Leiden, ohne qualvolles Verdämmern — im 71. Lebensjahr aus voller Tätigkeit nach einem an Arbeit überreichen und von Erfolgen erfüllten Leben.

LEXER hat uns 17 zusammenfassende Werke — sein „Lehrbuch der Allgemeinen Chirurgie" allein in 20 Auflagen und in mehreren Fremdsprachen übersetzt — und rund 150 Einzelschriften hinterlassen.

Zweimal — 1923 und 1936 — war er Präsident der Deutschen Gesellschaft für Chirurgie, eine Ehrung, die in der jetzt 95jährigen Geschichte dieser Gesellschaft nur ganz wenigen zuteil wurde. Im Jahre 1931 wurde er Ehrenmitglied dieser Gesellschaft.

Als seine Schüler sich am Tage der 100. Wiederkehr seines Geburtstages nach einer würdigen Gedenkfeier im Hörsaal der Chirurgischen Universitätsklinik in München, wo er lange Jahre die gesamte Chirurgie gelehrt hat, an seinem Grabe versammelten, verneigten sie sich — stellvertretend für alle Chirurgen — in Ehrfurcht und Dankbarkeit vor diesem Mann, einem unserer wirklich großen Chirurgen, dem hervorragenden Lehrer der Allgemeinchirurgie, dem Begründer der Wiederherstellungschirurgie, dem bedeutenden Förderer der plastischen Chirurgie.

Und noch einmal sei zum Schluß eine seiner so sinnvollen und wohlüberlegten Widmungen angeführt, er schrieb sie mir in „Die gesamte Wiederherstellungschirurgie" — eine Weisheit aus der „EDDA":

Die Sippen sterben, Du stirbst wie sie,
Doch Eines weiß ich, was ewig währt:
Der Toten Tatenruhm.

Prof. Dr. H. BÜRKLE DE LA CAMP
7801 Dottingen
über Freiburg im Breisgau

Anatomische Untersuchungen
am gespaltenen weichen Gaumen*

Beitrag als Grundlage zur Veloplastik

Von **O. Kriens**

Pour le chirurgien ce chapitre de l'anatomie du voile est plus théorique que pratique, car l'operateur ne voit pas l'aponeurose et les muscles sont une masse compacte dont il ne peut différencier la systématisation des fibres.

Victor Veau

Will man sich über die anatomischen Verhältnisse im gespaltenen weichen Gaumen unterrichten, so stellt man fest, daß zwar die klinischen Fragestellungen zum Thema „Gaumenspalte" von verschiedenen Disziplinen aufgegriffen und angegangen werden und Arbeiten darüber einen beträchtlichen Anteil der Literatur einer ganzen Reihe von Fachgebieten ausmachen. Mitteilungen über die Anatomie des gespaltenen Gaumens jedoch sind trotz der Ausweitung des klinischen Problemkreises recht spärlich geblieben.

Beim Studium der Veröffentlichungen über die Anatomie des gespaltenen Gaumens fallen zwei Besonderheiten auf. Einerseits orientiert man sich primär an den Verhältnissen im ungespaltenen Gaumen, an seinen normalen Bewegungen als Ausdruck der zugrundeliegenden ungestörten Anatomie oder an den Zuständen, die man durch eine Operation zu schaffen bestrebt ist. Dies führt zu einer im wesentlichen funktionellen Betrachtung des gespaltenen weichen Gaumens unter Anlehnung an normale Gegebenheiten, seien sie morphologisch oder funktionell-anatomisch. Kennzeichnend hierfür ist z. B. die auf dem Zweiten Internationalen Symposium 1964 in Hamburg gegebene Darstellung der Gaumenanatomie von Braithwait [2], der zu den Kennern dieses Gebietes zählt.

Andererseits beziehen sich die Angaben über die Anatomie auf die Wiedergabe der bei der Operation freiliegenden Strukturen und Verhältnisse. Als klassisches Beispiel seien hier die Zeichnungen von Victor Veau aus dem anatomischen Teil seines Buches „Division palatine" angeführt [18]. Seine Veröffentlichung über die Anatomie des gespaltenen weichen Gaumens scheint uns bisher immer noch unübertroffen.

Wie selten allerdings zusammenfassende Darstellungen der Anatomie des gespaltenen Velum sind, mag die Tatsache veranschaulichen, daß Veau eine heute schon über 100 Jahre alte Zeichnung von Luschka (Abb. 1) in die detaillierte anatomische Abhandlung seines oben genannten Buches aufnahm. Einen Grund

---

Meinem verehrten Lehrer, Herrn Prof. Karl Schuchardt, zum 65. Geburtstag gewidmet.

für diesen Mangel muß man in der außerordentlich großen Seltenheit von Spaltträgern im Präpariergut suchen. Selbst in einer so großen Universitätsstadt wie Hamburg wurde in den letzten 30 Jahren keine Leiche mit einer Lippen-Kiefer-Gaumenspalte im Anatomischen Institut gesehen.

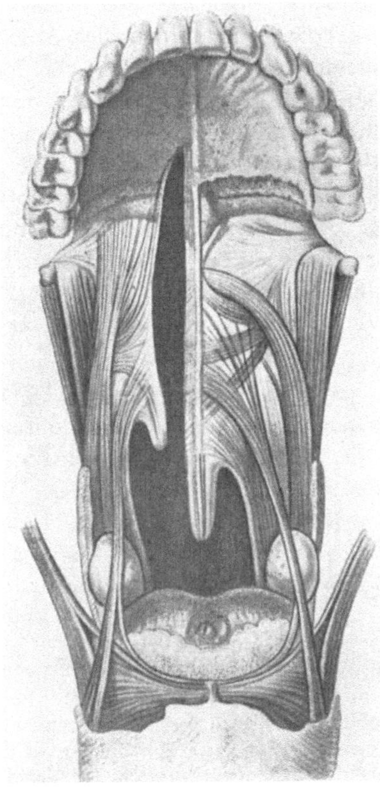

Abb. 1. Bisher gültige Vorstellung der Topographie des normalen und gespaltenen weichen Gaumens in Gegenüberstellung nach LUSCHKA (aus VICTOR VEAU: Division palatine, Abb. 96, p. 54. Paris: Masson et Cie. 1931)

Kurzer Überblick über die Phylogenese der Gaumenaponeurose

Auf das Fehlen der Gaumenaponeurose als wesentliches Merkmal der Velumspalte und ihrer Entstehung wird weiter unten in dieser Arbeit eingegangen. An ihrem Anfang sei zum besseren Verständnis der Bedeutung der Gaumenaponeurose die Phylogenese dieser Struktur gestreift. Aus der Entwicklungsgeschichte, der Topographie und der Innervation der Mm. tensor tympani und tensor veli palatini geht hervor, daß zwischen ihnen enge Beziehungen bestehen (ESCHWEILER, zit. nach [10]). Sie stammen von der Muskulatur des ersten Visceralbogens ab. Nach der *Reichert-Gauppschen*

Theorie ist dies Folge einer Umkonstruktion des Kieferapparates (Vorverlagerung des Kiefergelenkes, Verkleinerung der Mundspalte) bei den Säuge-
tieren aus dem Grenzgebiet mit dem Hyalbogen (Starck [15]). Ursprünglich entstehen beide Muskeln aus dem M. pterygoido-tympanicus zwischen
dem Pterygoid und dem proximalen Meckelschen Knorpel (Hammer-
anlage). Dieser Muskel dürfte dem proximalen Abschnitt des M. adductor
mandibulae posterior der Nichtsäuger entsprechen (Zuckerhandl, 1884;
Killian, 1890; Cords, 1910, zit. nach [10]). Zwei phylogenetische Ent-
wicklungen erklären die topographische Veränderung und den Funktions-
wechsel des M. adductor mandibulae posterior: die eine ist das Auftreten
des sekundären, d. h. des Kiefergelenkes der Säuger, wobei der distale Teil
des Muskels mit der sekundär schalleitenden Struktur (Hammer) Kontakt
behält, während der proximale die Funktion eines Erweiterers der Tube
übernimmt; eng damit in Zusammenhang steht die andere phylogenetische
Entwicklung: die Vertiefung der Incisura interpterygoidea.

Zwischen den Flügelbeinen bildet sich eine Bindegewebsplatte aus, die
als Sehne zwischen ihnen und den an ihnen seitwärts ansetzenden Muskeln
(M. adductor mandibulae posterior) zu verstehen ist. Erst die Verbindung
dieses Muskels mit der Gaumenaponeurose führt zu ihrer „aktiven" Anspannung. Daß der M. tensor veli palatini neben der Anheftung am lateralen
Tubenknorpelrand noch weitere am Flügelbein behalten hat, weist auf die
ältere Funktionsstrecke Tube-Pterygoid hin und stellt die phylogenetisch
jüngere Verbindung zur Gaumenaponeurose heraus.

Untersuchungsmaterial

Für die anatomische Präparation stand mir der Kopf eines verstorbenen Neugeborenen zur Verfügung. Das Maß des fronto-occipitalen Kopfumfanges von
30,5 cm des formalinfixierten Präparates läßt auf ein in der Größe normal ent-
wickeltes Neugeborenes schließen. Es wies eine totale bilaterale Lippen-Kiefer-
Gaumenspalte mit der typischen Protrusion des Zwischenkiefers auf. Die unter-
suchten Velumhälften hatten eine Länge von 16 mm (Spina nasalis posterior-
Uvulaspitze) und eine Breite von 11 mm (Hamulusspitze-Spaltrand). Die Spalt-
breite betrug 22 mm zwischen den Spinae nasales posteriores und 11 mm an der
Basis der Uvulastümpfe.

Vernachlässigt man die intrauterinen Schluck- und Atembewegungen, die
schon bei 4 Monate alten Feten beobachtet wurden, so lassen die Verhältnisse bei
einem Neugeborenen eine annähernd normale Aussage über den Verlauf und die
Ausbildung der im Spaltgaumen angelegten Muskeln zu. Die durch eine falsche
Funktion bedingte Hypo- und/oder Hypertrophie besitzt zum Zeitpunkt der Geburt die geringste Ausprägung, weil die vermehrten Bewegungen des Velum beim
Schreien und Saugen zwangsläufig erst postnatal die wesentlich stärkeren Anpas-
sungsvorgänge bedingen. Wenngleich die anatomische Präparation eines Neugeborenen einerseits wegen der Kleinheit der Verhältnisse ungünstige Darstel-
lungsmöglichkeiten bietet und andererseits die in diesem Alter angetroffenen
Größen und Beziehungen keinen unmittelbaren Bezugswert haben für operative
Eingriffe, so gibt das vorliegende Präparat doch anatomische Gegebenheiten

wieder, die weitgehend frei sind von exogen bedingten Anpassungsvorgängen. Aus diesem Grund kommt der Untersuchung eines Neugeborenen für die Darstellung und Analyse der Spaltgaumenmuskeln ein besonderer Wert zu.

Die anatomische Präparation
des gespaltenen weichen Gaumens

Durch das Studium der Phylo- und Ontogenese des weichen Gaumens ist unsere Aufmerksamkeit auf den Bereich im Velum vorn gerichtet. Dieses Gebiet findet auch das Interesse des Operateurs von Gaumenspalten. Es sei an den einleitenden Satz VEAUS zu dieser Arbeit erinnert: die Schwierigkeiten der Darstellung beim operativen Vorgehen liegen im wesentlichen hier, *vor* dem Funktionszentrum des weichen Gaumens, das wir operativ zurückzubringen bestrebt sind.

Aus diesem Grund wurde mit Rücksicht auf den operativen Aspekt der Arbeit auf die Darstellung des M. glosso-palatinus und des rudimentär angelegten M. uvulae bewußt verzichtet. Beide Muskeln haben spaltrandnahe dorsal vom M. levator palatini ihren Wirkungsbereich.

Die Schlund-Gaumen-Muskeln

Nach Entfernung des Epithels vom Velumstumpf wie auch aus dem Epi- und Mesopharynx fällt die geringe Ausprägung der submukösen Drüsenschicht auf der oralen Seite dieses Neugeborenengaumens auf. Sie ist vorn im Velum und im Gegensatz zum normalen Erwachsenengaumen auch seitlich am stärksten ausgeprägt und verstreicht in ihrer Dicke nach hinten und zum Spaltrand. So kann man für dieses Gewebe eine Vor- und Seitwärtsverlagerung beobachten, wie sie ähnlich noch für die Muskeln zu zeigen sein wird.

M. palato-pharyngeus, pars longitudinalis sive medialis

Bei der Darstellung des Hinterrandes des harten Gaumens wird man auf die Anheftung eines im Ansatz gesonderten, medialen Teiles des M. palato-pharyngeus (M p-ph) pars longitudinalis an der Spina nas. post. aufmerksam. Einzelne Fasern ziehen zusammen mit dem rostralen Anteil des Levator am Spaltrand weiter nach vorn und entsprechen damit VEAUS muscle de la fente. Am Skelet des gespaltenen Gaumens ist die mehr oder minder entwickelte Spina nas. post. knöcherner Ausdruck der funktionellen Belastung des spaltrandnahen Knochens vornehmlich durch diesen medialen Teil des M. palato-pharyngeus. Auf der oralen Seite des knöchernen Gaumens des Neugeborenen finden Anteile dieses Muskels noch 2 mm weiter vorn ihre Ansätze (vgl. Abb. 2), dort, wo eine flache Tuberositas die am weitesten rostral gelegene Anheftung markiert (Abb. 3 und 4).

Eine den Spaltchirurgen interessierende anatomische Besonderheit in diesem Gebiet bleibt bei der Operation wegen der Schwierigkeit der Darstellung meist unerkannt: unmittelbar hinter der beschriebenen vordersten Ansatzzone des M p-ph longitudinalis am harten Gaumen findet man Ausstrahlungen in das Mucoperiost. Hier endet auch die mucoperiostale Bedeckung des harten Gaumens. Sie setzt sich noch im Bereich des Os palatinum als fibröse Fasern in den M p-ph fort. Dieser Übergang bildet sich in Gaumenspaltenoperationen bei der Elevation des Mucoperiostlappens unmittelbar dorsomedial vom Nerv-Gefäßbündel als ein stets deutlich erkennbares Grübchen in dem dort dünnen Brücken- bzw. Palatinallappen aus: hier fesselt die doppelseitige Verlötung des Muskelansatzes mit dem Knochen und der Schleimhaut die deckende Gewebsschicht.

Bei der Darstellung des Hinterrandes des harten Gaumens lateral von der
Spina nas. post. stößt man, wie bei Erwachsenen und Kindern, auch bei diesem
Neugeborenen auf eine transversale, dorsal am Gaumenbein verlaufende Knochenkante. Abb. 2 und 4 lassen erkennen, daß hier auf der oralen Seite nur
wenige, vom gespaltenen weichen Gaumen kommende lockere Bindegewebs-
fasern ansetzen, die die submukösen Drüsen durchziehen. Aber auch die ver-
einzelten Fasern der Tensorsehne, die sich dorthin verlieren, können die
Existenz und Form dieser Knochenkante nicht erklären. Holdsworth [6] weist

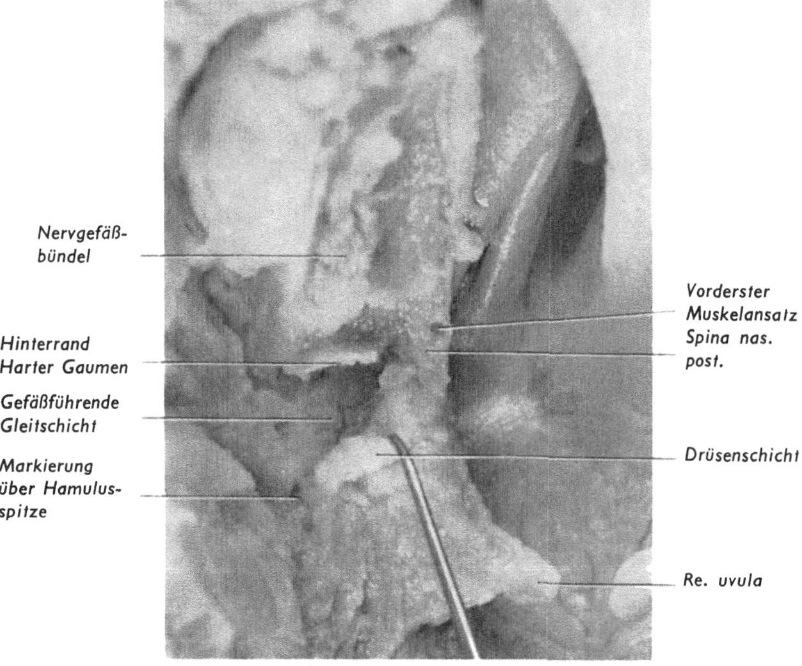

Abb. 2. Präparation eines gespaltenen Gaumens: Darstellung der gefäßführenden
Gleitschicht im Bereich der Tensorsehne unter den von einem Haken zurückge-
haltenen Schleimdrüsen (Vergrößerung 1:2,8)

zwar speziell auf den Ansatz eines Teiles der horizontalen Tensorsehne an dieser
Stelle hin, jedoch konnte man diese Feststellung an dem vorliegenden Präparat
nicht bestätigt finden. Vielmehr tritt eine sehnenspiegelartige Faserplatte um den
proximalen Abschnitt des Hamulus in den Gaumen und setzt auf dem zirkulären
Anteil des M p-ph an. Dadurch wird eine gefäßführende Schicht von lockerem
Bindegewebe im gespaltenen weichen Gaumen ansatznahe zwischen dem longitudinalen und zirkulären M p-ph besonders deutlich markiert (Abb. 2).
　　Verfolgt man die Pars longitudinalis des M p-ph nach dorsal, so verläuft sie
von der Spina nas. post. nach seitwärts und legt sich von medial dem lateralen Teil
des M p-ph an. Beide Muskeln ziehen gemeinsam in einem nach unten-seitlich
konvexen Bogen caudal um den M. levator palatini (Abb. 3 und 4). Der mediale
Teil des M p-ph bleibt stets an der oralen Seite des Velum und wird in seiner

Faserrichtung parallel zur seitlichen Schlundwand in Höhe des dorsalen Randes des Levator vom lateralen Teil des M p-ph und vom oberen Schlundschnürer unterlaufen. In diesem Bereich ist die präparatorische Trennung der beiden Muskeln an ihrer Berührungsfläche wegen der Verflechtung ihrer Fasern unmög-

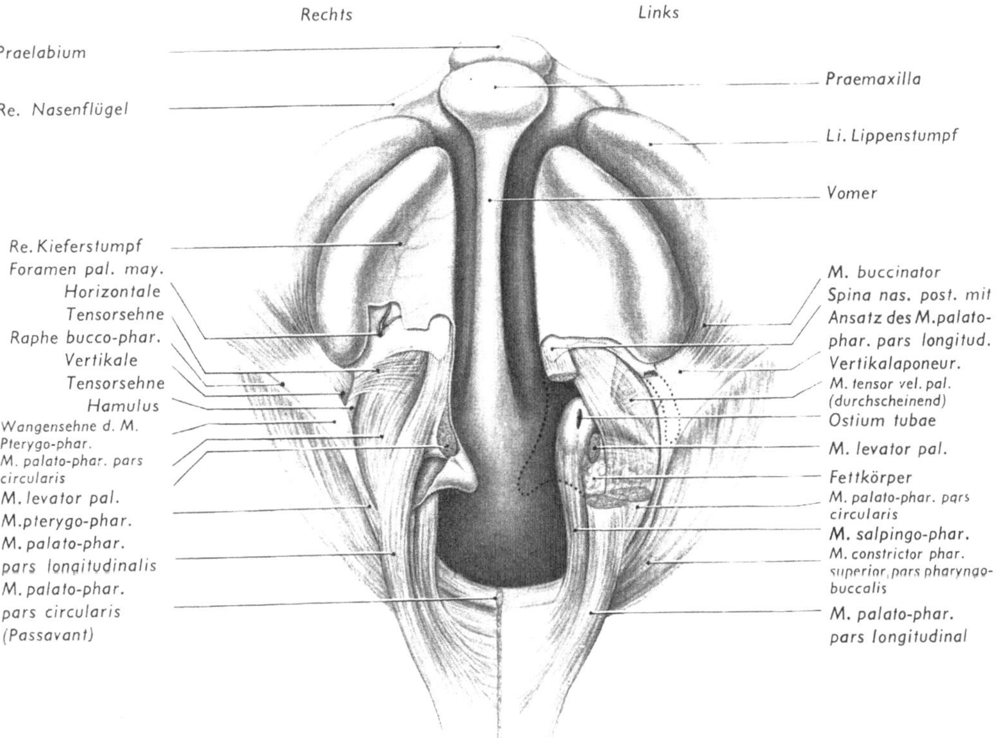

Abb. 3. Wiedergabe der Muskeln des gespaltenen Velum aus oraler Sicht. Rechter Velumstumpf: M. palato-pharyngeus pars longitudinalis mit Ansatz oral und medial an der Spina nasalis posterior, seine Verflechtung vorn medial mit dem M. levator palatini und weiter dorsal mit der ihn unterlaufenden Pars circularis des M. palato-pharyngeus. Bildung der Vertikalaponeurose seitlich vom Hamulus durch die Sehnen der Mm. pterygopharyngeus und tensor veli palatini. Linker Velumstumpf: M. palato-pharyngeus pars circularis mit Ansatz am nasalen Blatt des Gaumens und an der Tubenmembran mit Bildung der Levatorloge. Darstellung der Vertikalaponeurose nach Fraktur des Hamulus

lich (Abb. 4). Die oberflächlichen Fasern setzen jedoch ihre longitudinale Verlaufsrichtung in den Pharynx fort. Wie die gleiche Abbildung zeigt, wird der Arcus palato-pharyngeus im wesentlichen durch den medialen Teil des gleichnamigen Muskels gebildet. Ferner erkennt man auf der Photographie (Abb. 5) den parallelen Verlauf des M p-ph longitudinalis mit den weiteren Muskeln des längsverlaufenden Systems: den Mm. pterygo- und salpingo-pharyngei, ein Umstand,

2*

der für die normale Tubenfunktion bei erhaltener bzw. wiederhergestellter Levatorschlinge von großer Wichtigkeit ist (vgl. ZÖLLNER [20]).

Anheftung der *pars longitudinalis* des M p-ph: am Skelet des harten Gaumens spaltrandnah, vornehmlich aber auf der oralen Seite der gespaltenen Spina nasalis posterior sowohl am Knochen als auch an dessen Weichteilbedeckung.

M. palato-pharyngeus, pars circularis sive lateralis

Spreizt man die bindegewebige Gleitschicht zwischen dem medialen, d. i. dem longitudinalen Teil des M p-ph und löst den Ansatz dieses Muskels an der

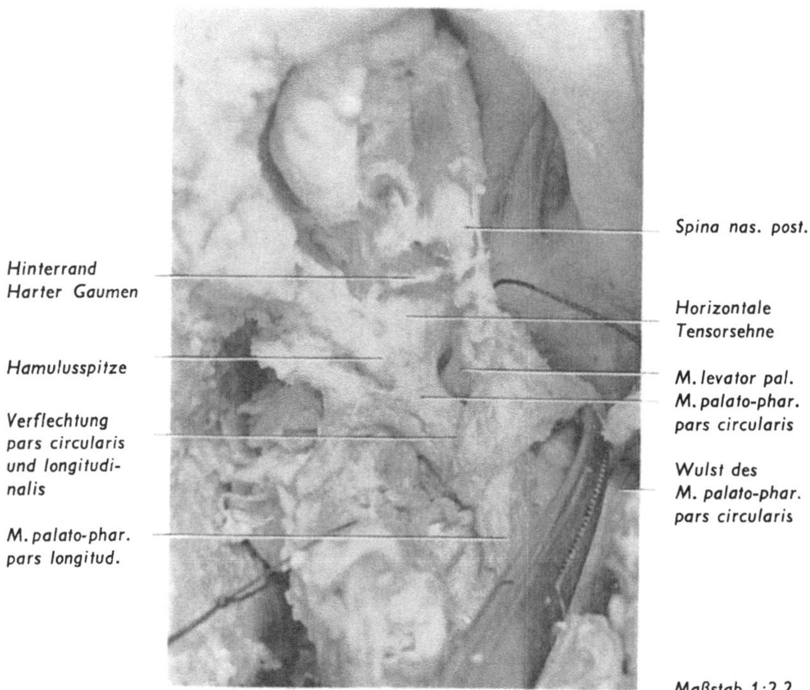

Abb. 4. Präparation eines gespaltenen Gaumens: Darstellung der Pars circularis des M. palato-pharyngeus und des M. levator nach Ablösen der Pars longitudinalis (mit Klemme nach medio-dorsal gehalten). Veranschaulichung der Verflechtung beider Teile (Vergrößerung 1:2,2)

Spina nas. post. ab, so kann man diese mediale Muskelschicht nach spaltwärts umschlagen: dann liegt die Hauptmasse des Schlund-Gaumen-Muskels vor Augen (Abb. 4).

Diese kräftige, seitlich im Gaumen gelegene Schicht verläuft von der Raphe mediana mit Ansatz am Tuberculum pharyngeum in caudolateraler Richtung unter den Levatorstümpfen her und unterscheidet sich von den übrigen Teilen des M. cephalo-constrictor in ihrem Verhalten zum Hamulus: zu oberst in dieser sich nach unten ausweitenden und nach vorn sich öffnenden muskulären Kuppe des oberen Schlundschnürers (Abb. 6) liegt die pars circularis des M p-ph. Im weichen Gaumen verläuft dieser Muskel deutlich cranialer als der Hamulus. Im vorliegenden Präparat beträgt die vertikale Differenz zwischen Mitte des Hamulus und caudaler Begrenzung des Muskels zwischen 1 und 2 mm. Bei der Kleinheit eines Neugeborenengaumens gewinnt dieser Wert an Bedeutung, wenn man berücksichtigt, daß der Neugeborenenhamulus bei noch nicht erfolgtem Descensus des Larynx (vgl. „retrovelare Stellung der Epiglottis", ZÖLLNER [20]) fast horizontal nach dorsal verläuft und aus diesem Grund eine erstaunliche Länge besitzt: im vorliegenden Fall 5 mm. Bei einer Entfernung von 11 mm zwischen Hamulusbasis und Epipharynxkuppe mißt der größte Durchmesser des zirkulären M p-ph zwischen den Laminae mediales des Pterygoids 40,5 mm.

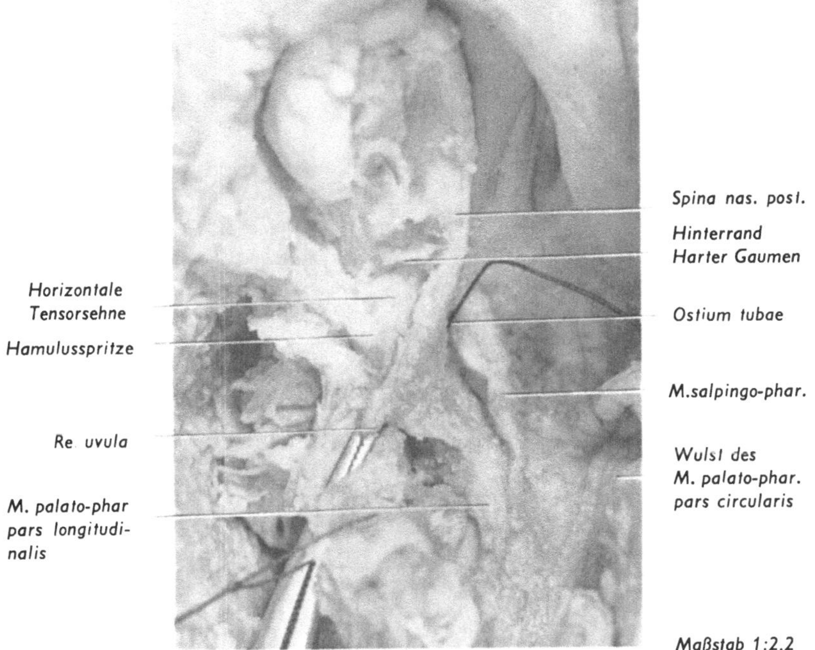

Abb. 5. Präparation eines gespaltenen Gaumens: Darstellung des Längsmuskelsystems im Epi- und Mesopharynx, in cranio-caudaler Richtung: M. salpingopharyngeus, Fasern des M. palato-pharyngeus zur nasalen Seite des Velum, Pars longitudinalis des M. palato-pharyngeus. Rechtes Velum mit Klemme an Uvula nach lateral-unten geschlagen (Vergrößerung 1:2,2)

Im Bereich dorsal von der Hamulusspitze erkennt man Faserverflechtungen mit caudo-lateral gelegenen Muskelfasern der Pars pterygo-pharyngeus des oberen Schlundschnürers, die am dorsalen Abschnitt des Hamulus sehnig ansetzen und von dort weiter in die Vertikalaponeurose der Wange ausstrahlen (Abb. 3 und 6). Die caudale Begrenzung der Pars pterygo-pharyngea verläuft nach dieser Umschaltung am Hakenfortsatz von der Hamulusspitze als Raphe pterygo-mandibularis nach vorn-unten-seitlich zur Linea mylohyoidea. An dieser, auch unter der mehr funktionellen Bezeichnung bekannten Raphe bucco-pharyngica, setzt schließlich der gleichnamige Teil des Schlundschnürers an. Er reicht in diesem rostral offenen, glockenförmigen System am weitesten nach seitlich vorn und hat nur noch über die Raphe eine indirekte Beziehung zum Hamulus.

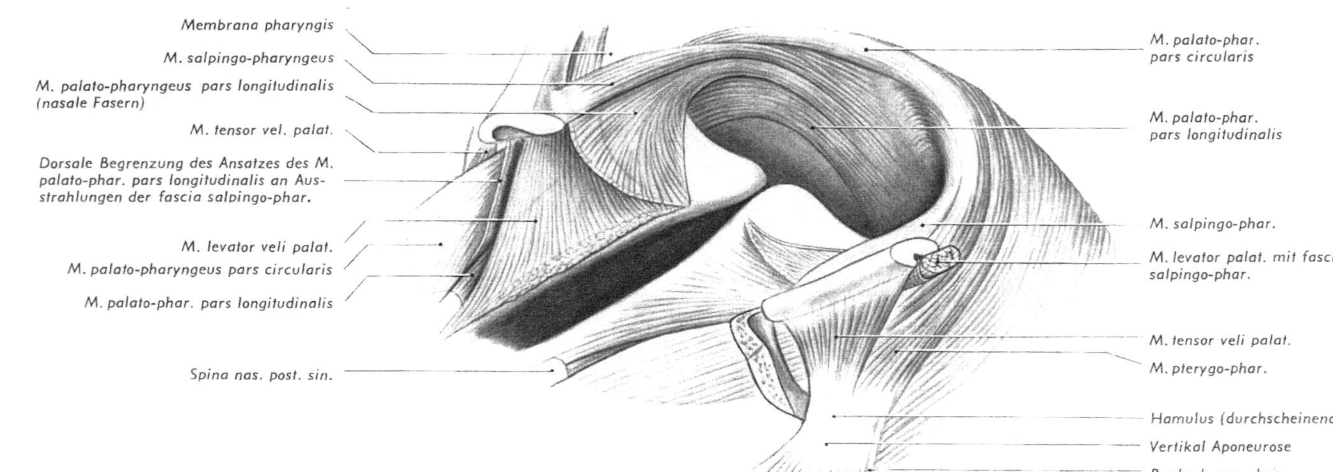

Abb. 6. Wiedergabe der Muskeln des gespaltenen Gaumens aus dem Blick von seitlich vorn oben. Darstellung des Längsmuskelsystems im rechten Velumstumpf: in cranio-caudaler Richtung: M. salpingo-pharyngeus, nasale Fasern des M. palato-pharyngeus und schließlich dessen Pars longitudinalis mit ihrem gemeinsamen Ansatz oral und medial mit dem M. levator palatini. Veranschaulichung der Beziehungen des M. palato-pharyngeus pars circularis mit der Fascia salpingopharyngea im rechten Velumstumpf: Bildung der Levatorloge durch die dorsalen Ansätze des Muskels an Ausstrahlungen der von-Tröltschschen Fascie in den Gaumen bis an das nasale Blatt seitlich von der Spina nasalis posterior. Illustration der Bildung der Vertikalaponeurose durch Umschalten der Sehnen des M. tensor veli palatini und des M. pterygo-pharyngeus am linken Hamulus

In ihrem Verlauf von der Schädelbasis bis zum Pterygoid bilden die cranialen Fasern des zirkulären Systems eine funktionelle Einheit für den Verschluß des Epipharynx. Alle Fasern cranial vom Hamulus gehören dem Schlund-Gaumen-Muskel an; sie sind die einzigen des zirkulären Systems des M. constrictor pharyngis, die in den weichen Gaumen einstrahlen. Nur von ihrer bindegewebigen Umhüllung reichen Fasern von seitlich-unten zum Hamulus. Mit anderen Worten: eine Luxationsfraktur des Hamulus stört primär die Faserzüge des oberen Schlund-schnürers, die am Hamulus bzw. Pterygoid ansetzen und damit die einzige im gespaltenen Gaumen ungestörte Muskelschlinge für den epipharyngealen Ver-schluß darstellen. Sekundär werden darüber hinaus die Muskelfasern in ihrer Funktion beeinträchtigt, die an der Raphe pterygo-mandibularis inserieren. In jedem Fall trifft die Luxationsfraktur des Hamulus Muskelfasern, die topogra-phisch caudaler liegen als das Velum. Wollte man mit der Fraktur des Hamulus die Pars circularis des M p-ph beeinflussen, so müßte man höher hinauf die Lamina medialis brechen. Dieses Vorgehen muß man schon wegen der unmittel-baren Nachbarschaft der Tube ablehnen.

Bei der Betrachtung der Anatomie des Velum waren wir bei der Pars circularis des M p-ph stehengeblieben. Wie schon angeführt, verläßt sie die Schicht des weichen Gaumens nicht, liegt lateral im Velumstumpf, cranial vom Hamulus und grenzt an die Innenfläche der Lamina medialis pterygoidei an. In Höhe des Vorder-randes des Levator ändern die Muskelfasern — dies gilt besonders für die medi-alen — ihre Verlaufsrichtung nach medial-vorn (Abb. 3 und 4) und finden ihre Ansätze am nasalen Blatt des weichen und zu einem geringen Teil auch des harten Gaumens. In diesem Zusammenhang verdienen die kürzlich erschienenen Unter-suchungen von VOTH [19] Beachtung, nach denen sich unter der „schmäleren" Tunica propria des nasalen Epithels des Gaumens eine dichte elastische Schicht befindet, eine besondere Submucosa also fehlt.

Bei der Präparation des formalinfixierten Gaumens gelingt es zunächst ohne Mühe eine mediale Portion des zirkulären M p-ph von dem Constrictorensystem zu lösen. Nach dem Abtrennen der am weitesten rostral gelegenen Fasern vor der seitlich benachbarten Tensorsehne fällt das stumpf präparierende Instrument leicht zwischen die parallel laufenden Muskelfasern. Eine Gleitschicht aus lockerem Bindegewebe kann man allerdings nicht erkennen. Nach dorsal stößt man in Höhe der Hamulusspitze auf enge Verflechtungen mit Fasern des lateralen Teiles dieses Muskels. Auch bei der Präparation nach cranial endet man blind: im weichen Gaumen selbst setzt dieser zirkuläre M p-ph nach cranial auf einer schmalen Fascie an. Spaltet man nämlich die Gaumensehne des M. tensor veli palatini, die den zirkulären M p-ph nach lateral fesselt, über dem Hamulus und ebenso die sehnigen Verbindungen des M. pterygo-pharyngeus mit der Hamulusspitze, so kann man die pars circularis des M p-ph nach medial verlagern: lateral wird der Blick frei auf den muskulären Teil des Tensor (vgl. Abb. 7). Der so nach medial bewegte M p-ph läßt sich seitwärts noch eine Strecke nach cranial verfolgen, und zwar über seinen palatinalen Ansatz bis seitlich zum Ursprung des Tensor. Trennt man den M p-ph nach dieser Mobilisierung von seiner cranialen Anheftung ab, so ergibt sich eine nach rostral konkave Loge, die gleichzeitig nach medio-caudo-dorsal eine annähernd linienförmige Ansatzfläche für Fasern des zirkulären Teiles des M p-ph darstellt. Sie wird gebildet als Fortsetzung einer Fascie, die im late-ralen Teil der Tubenmembran ansetzt und zum Spaltrand in einem nach vorn offenen Winkel von etwa 130° auf den harten Gaumen zuläuft und dort seitlich von der Spina nas. post. im nasalen Blatt ansetzt oder besser gesagt verstreicht. Der Levator liegt dieser palatinalen Ansatzfascie nach vorn kongruent an. Mit Ver-lassen der Tubenmembran erfährt der Verlauf der Ansatzfascie bzw. Levatorloge

eine gering steilere Ausrichtung auf den Gaumen zu. In diesem Bereich liegt ihr
der ansatznahe Teil der Pars longitudinalis des M p-ph von medial an und zwar
vornehmlich auf der oralen Seite (Abb. 3, 4 und 6). — Somit erstreckt sich diese
wichtige Ansatzfläche des zirkulären M p-ph von ihrer Ausspannung zwischen
Hamulus und Tube im Verlauf der Tuben-Schlund-Fascie in den weichen Gaumen,
übertrifft aber die Tube an Länge, auslaufend bis zum Ansatzgebiet der Fasern des
zirkulären M p-ph, die am nasalen Blatt vorn inserieren. Es handelt sich dabei um

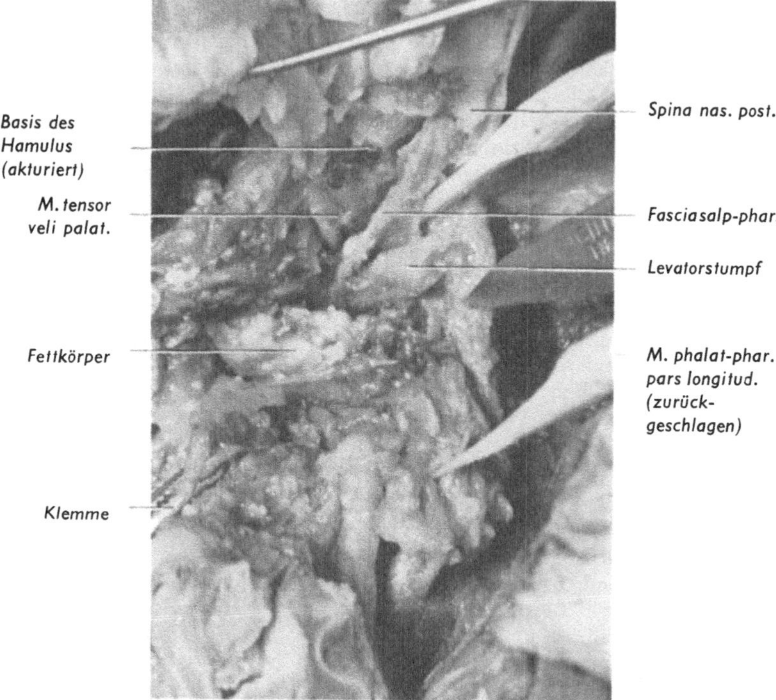

Abb. 7. Präparation eines gespaltenen Gaumens: Darstellung der Ausläufer der
Fascia salpingo-pharyngea mit Levatorloge nach dorsal und des M. tensor veli
palatini lateral davor. Markierungspunkte im rechten Velumstumpf: Haken zur
Verdeutlichung der Vertikalaponeurose, Holzstift im Ostium tubae, Messerspitze
auf dem M. salpingo-pharyngeus, Holzstäbchen auf der Pars longitudinalis des
M. palato-pharyngeus, Klemme, den M. palato-pharyngeus nach hinten seitwärts
ziehend

die medio-dorsale Begrenzung des Ansatzgebietes dieses Muskels und um seine
Verknüpfung mit dem Mittelohr (vgl. Diskussion und Abb. 8).

Für den ungespaltenen Gaumen hat unseres Wissens VON TRÖLTSCH [17] 1864
diese Fascia salpingo-pharyngea als erster in ihrer Funktion richtig erkannt und
verwirft die Bezeichnung Fascia tensoris veli palatini. Leider fehlen seiner Arbeit
Illustrationen, so daß man keinen Vergleich mit den im vorliegenden Präparat
angetroffenen Verhältnissen ziehen kann. Analog zu der Hypoplasie des harten
Gaumens und der Lateralisation der Anheftungen des Muskels im gespaltenen
weichen Gaumen vorn muß man einen steiler nach vorn gerichteten Verlauf der
Fortsetzung der von-Tröltschschen Fascie in den Velumstümpfen annehmen.

Anheftung der *pars circularis* des M p-ph: am nasalen Blatt des weichen und harten Gaumens von vor der Levatorloge bis lateral von der Spina nasalis posterior nach rostral; einige Fasern zum Hinterrand des os palatinum.

Die Tuben-Gaumen-Muskeln

M. levator palatini (Levator)

Im vorangehenden Teil der Arbeit wurde ausgeführt, daß die Muskeln des Spaltgaumens von regelrechten Ursprüngen zu unphysiologischen Ansätzen verlaufen. Diese grundsätzliche Feststellung bewahrheitet sich vor allem für die Tuben-Gaumen-Muskulatur.

ROHAN und TURNER [12] haben in jüngster Zeit die Ursprünge des M. levator veli palatini (Levator) einer genaueren Untersuchung unterzogen. In diesem Zusammenhang ist die Anheftung am fibro-cartilaginären Teil der Tube interessant: sie unterstützt die Tubenöffnung lateral vom Funktionsbereich des Tensor und des zirkulären M p-ph bei Anspannung der Levatorschlinge durch Herabziehen der Membran.

Im Verlauf des Levator konnte die von BAXTER [3] angegebene zweifache Anlage dieses Muskels nicht erkannt werden. Vielmehr bildet der Levator einen einheitlichen, kräftigen Muskelzug, der sich spaltrandwärts in ventro-dorsaler Richtung ausbreitet. Seine vordere Begrenzung liegt der vom M p-ph gebildeten Loge an. Weiter medial verläuft der Muskel cranial über den longitudinalen M p-ph, um am Spaltrand mit ihm weit nach vorn als Veaus-Spaltmuskel anzusetzen. Während der Levator im ungespaltenen Gaumen als Muskelschlinge zwischen den beiden Ursprungsgebieten an der Schädelbasis verläuft und das Funktionszentrum des weichen Gaumens nach hinten hebt, spannt sich der gespaltene Levator über seinen ventralen Anteil zwischen zwei Knochenanheftungen der gleichen Schädelhälfte. Die Kontraktion einer intakten Levatorschlinge hebt das Velum und kann dabei die Tube öffnen (vgl. ZÖLLNER [20]). Die gleiche Anspannung verursacht jedoch im gespaltenen weichen Gaumen die Straffung eines nach medial-unten flach-konvexen Muskelbogens: der Velumstumpf verkürzt sich nach seitwärts-oben. Durch die Verkürzung des Levatorbogens im gespaltenen Gaumen nach vorn-oben wird das Tubenostium verlegt.

Bei Kontraktionen im Sinne des Schluckaktes oder Gähnens kommt es im Hinblick auf die Tubenöffnung im gespaltenen weichen Gaumen zu einer paradoxen Funktion des Levator.

Anheftung des *Levator*: blind am Spaltrand, vorderer Anteil an der Spina nasalis posterior spaltrandwärts, medial von und zusammen mit dem M p-ph, pars longitudinalis.

M. tensor veli palatini (Tensor)

Der Tensor gibt um den proximalen Teil des Hamulus hypoplastische Ansatzfasern in den gespaltenen weichen Gaumen (Abb. 2, 3 und 4). Sie inserieren auf dem ansatznahen Abschnitt des zirkulären M p-ph, fesseln diesen gleichsam auf der oralen Seite nach lateral an das Pterygoid und trennen ihn vom longitudinalen Schlund-Gaumen-Muskel. Durchschneidet man die Gaumensehne des Tensor in der Operation, so beobachtet man ein nur unbedeutendes Zurückweichen des Sehnenstumpfes. RUDING [13] bestätigt diese Beobachtung ebenfalls. Die Erklärung für diesen Befund liegt in der Existenz der schon von HENLE (zit. nach [4]) 1862 beschriebenen Vertikalaponeurose (vgl. Abb. 6). Diese lacertus-fibrosusähnliche vertikale Sehnenplatte in der Wange bietet beim Menschen dem Tensor,

einem Teil des M. constrictor phar. sup. und dem M. buccinator einen Angriffs-
punkt. Sie wirkt somit direkt zwischen der Muskulatur des Pharynx und der
Wange und mittelbar auch zwischen ihnen und den Muskeln des weichen Gaumens als fibröse Grundlamelle. Nach Henle verdient der M. tensor seinen Namen,
wenn diese „fibröse Platte von der Längsmuskulatur des Pharynx abwärts gezogen" werden kann.

Im Spaltgaumen ist bei der Verankerung des Tensor in der Wange und der
seitlicheren Auflagerung seiner horizontalen Sehne auf dem M p-ph ein Durch-
trennen der Gaumensehne des Tensor am Hamulus für die Tubenfunktion dieses
Muskels unbedeutend. Das gilt um so mehr, als Ruding [13] herausstellt, daß sich
im gespaltenen Velum nur der Teil des Tensor entwickelt, der eine tubenöffnende
Funktion hat, eine nach unserer Meinung zu weit gehende Aussage.

Anheftung des *Tensor*: oral auf dem zirkulären M p-ph ansatznah.

Diskussion

Die Diskussion der Ergebnisse dieser Arbeit mit Befunden aus früheren
Veröffentlichungen kann deshalb auf die im Text gemachten Beiträge beschränkt bleiben, weil zahlreiche Mitteilungen über den gespaltenen Gaumen sich nur an der Topographie des normalen Velum orientieren, die
kaum einen geeigneten Vergleich gestatten dürfte (vgl. Einleitung). Nur
sehr wenige Autoren gehen überhaupt auf die Anatomie im Spaltgaumen
ein, wobei die Erfahrungen aus Beobachtungen bei Operationen gewonnen
wurden. Daher wundert es nicht, daß so wesentliche Strukturen in der Tiefe
des Spaltgaumens wie z. B. der palatinale Ansatz des zirkulären M p-ph
an der Ausstrahlung der Fascia salpingo-pharyngea, das Vorhandensein
einer Levatorloge oder einer lockeren, gefäßführenden Gleitschicht zwischen dem longitudinalen und zirkulären Teil des M p-ph bisher nicht
beschrieben sind. Eine Diskussion der pathologischen Befunde in Gegenüberstellung zu normalen dürfte aus operativen und ontogenetischen Gesichtspunkten nicht von Nutzen sein. Sinnvoller erscheint es, die Diskussion
über das Wesen der Spalte zu führen und daraus Rückschlüsse auf die Entstehung und Behandlung zu ziehen.

Stellt man sich die Frage nach dem Wesen einer Velumspalte, so wird
man die Antwort in der Entwicklungsgeschichte suchen müssen. Bei der
Bildung des sekundären Gaumens kommt es zu einer mittelständigen Vereinigung von zwei lateralen Gaumenfortsätzen. Dabei ist der Schließungs-
ablauf vornehmlich von vorn nach hinten gerichtet. Es mag demnach zunächst sinnfällig sein, für die formale Genese die fehlende Vereinigung der
Gaumenknochen herauszustellen, selbst wenn diese sich nur in einer par-
tiellen Spaltung oder gar nur in einer Doppelung der Spina nasalis posterior
ausdrückt. Die weitere Ausbildung der Spalte müßte man bei dieser Be-
trachtungsweise als davon zeitlich und räumlich abhängig sehen.

Ebenso könnte man nach operativen Erfahrungen bei der Präparation
der Randgewebe von submukösen Velumspalten die Ansicht gewinnen,

daß die fehlende knöcherne Vereinigung im harten Gaumen als Ursache für die Spaltung im weichen Gaumen in Frage kommt. Bei einigen submukösen Spalten im Velum findet sich jedoch keine knöcherne Spalte. Neben einer unmerklichen Hypoplasie des harten Gaumens ist das Fehlen der Spina nas. post. der einzige ossäre Mangel. Die Unterentwicklung des knöchernen Gaumens in sagittaler Richtung könnte mit VEAU („die Muskeln ziehen den Gaumen lang") in solchen speziellen Fällen durch die falsch ansetzenden Gaumenmuskeln erklärt werden.

Das Studium gerade dieser Sonderform der Velumspalte läßt aber bei ungespaltenem harten Gaumen neben der Lateralisierung der Muskelansätze als wesentlichstes Merkmal der Spalte das Fehlen einer Gaumenaponeurose erkennen. Dadurch kommt es neben der Verkürzung in sagittaler Richtung auch zu einer transversalen Verschmälerung des funktionellen Gaumengewebes.

Es könnte eingewandt werden, diese Gaumenaponeurose sei im eigentlichen ein Ausdruck der Vermittlung der Kraft der Muskelschlingen des Velum auf das Skelet des Gaumens. Damit würde man aber nur den funktionell-anatomischen Gesichtspunkt und zwar nur beim normalen weichen Gaumen Rechnung tragen. Für das ungespaltene Velum ist es ohne Zweifel richtig, daß sich die Aponeurose erst nach Vereinigung der Ossa palatina *und* mit dem Ausbilden der Muskelschlingen hinter den Pterygoidfortsätzen bilden kann, wie man es aus der Beobachtung an submukösen Spalten schließen muß. Bei diesen findet man zwischen den vorn in paramedianer Richtung verlaufenden und am intakten harten Gaumen ansetzenden Muskeln in dem anterioren Bereich des mesodermalen Defektes lediglich fibröse Ansatzfasern, keinesfalls aber transversale Sehnenstrukturen im Sinne einer Aponeurose (vgl. Phylogenese). Die Suche nach einer Erklärungsmöglichkeit für die Bildung dieser Spaltform wird durch drei Umstände erschwert: erstens ist die Differenzierung des mesodermalen Gewebes im Velum zur Zeit des Verschlusses des sekundären Gaumens noch nicht zu erkennen; zweitens beansprucht die Organogenese in diesem morphologisch schon vorhandenen Gaumen unterschiedliche Zeiträume und drittens kommt für den Bereich des Velum neben der transversalen Vereinigungsrichtung der Gaumenfortsätze eine kompliziertere Bewegung von Gewebe vornehmlich der ersten und auch der zweiten Schlundtasche nach vorn und medial in Betracht [7, 15].

Die Ausbildung von Muskelgewebe aus dem Mesoderm soll zudem nach RUDING [13] noch vor dem Erscheinen einer knöchernen Gaumenplatte erfolgen, deren Ossifizierung nach den Untersuchungen von SHEPHERD und MCCARTHY [14] um die 7. Woche beobachtet werden kann. Die Zusammenschau dieser Erkenntnisse läßt die Folgerung zu, daß die Bildung der Aponeurose immer dann unterbleibt, wenn sich die Weichgewebe aus dem Munddarm und dem Bereich des primären Kiefergelenkes nicht in der Mitte treffen. Interessant sind in diesem Zusammenhang die Beobachtungen von Kitamura [8], nach denen sich der Bereich des späteren harten Gaumens innerhalb von Stunden, der des weichen Gaumens jedoch erst im Laufe mehrerer Tage schließt, was den komplexeren Vorgang des Eindringens des Mesenchyms in den weichen Gaumen nur zu deutlich unterstreicht. Dieses Geschehen ist aber wohl aus den oben genannten Gründen in seinen Einzelheiten noch nicht bekannt.

Die Analyse der topographischen Verhältnisse vorn im gespaltenen Velum erscheint allerdings mehr Licht in das Dunkel des Entwicklungsablaufes der Gaumenstümpfe zu werfen: Wie schon von Kostanecki (zit. nach [10]) 1890 in seiner Dissertation herausstellte, sind in der Stammesgeschichte der Säugetiere mit dem frühesten Auftreten des M. palatopharyngeus auch schon immer seine Beziehungen zur Tube gegeben. Für die Pars circularis spiegelt sich dieser Befund beim Menschen in der Verbindung des Ansatzes mit der von-Tröltschschen Fascie und der Tubenmembran wieder. Ferner erinnere man sich an den „Spaltmuskel" Veaus, der eine Verschmelzung des longitudinalen Teiles des M. palato-pharyngeus mit dem Levator darstellt. Interessant ist diese letzte Feststellung besonders auch in Anbetracht der phylogenetischen Erkenntnis, daß der M. palatopharyngeus die Urform des Levators darstellt [10]. Man hat sich den Levator als eine von der Kuppe der Anlage des späteren Epipharynx seitlich herablaufende Schlinge des Längssystems der Schlund-Gaumen-Muskeln vorzustellen. Zum besseren Verständnis sei daran erinnert, daß vor allem die erste Schlundtasche ein bedeutendes Breitenwachstum zeigt und dazu noch seitlich die primitive Paukenhöhle bildet [7]. Die Lage des Levator cranial über dem Längssystem des M. palato-pharyngeus im ausgebildeten Gaumen entspricht dieser Vorstellung des Levators als oberster Teil des longitudinalen Systems. Vereinfacht sind die genannten Verhältnisse in Abb. 8a bis c wiedergegeben.

Die auf den ersten Blick recht verwirrenden anatomischen Beziehungen der Schlund-Gaumen-Muskeln im Velum und mit der Tube werden dem Verständnis zugängig, wenn man zwei Abläufe der Gaumenentwicklung gesondert in Betracht zieht: einerseits kommt es früh in der Entwicklung mit dem Breitenwachstum des Kopfes (Entstehung des primären und sekundären Kiefergelenkes, Ausbilden der äußeren Längsschicht der Pharynxheber (styloidale Muskulatur) zu einer relativen Einengung des breit angelegten Epipharynxbereiches in horizontaler Ebene. Andererseits erfolgt mit dem vertikalen Wachstum der angelegten Strukturen eine Änderung der Lage der Tube und der Tensorsehnen. Aus dem annähernd horizontalen Verlauf (Abb. 8) stellt sich die Tube mit dem cranio-caudalen Wachstum des Pterygoid steiler ein. Dabei rückt die Umschaltstelle der Gaumensehne des Tensor am Hamulus im Zuge des Descensus des Pharynx am weitesten nach caudal. Durch die Anheftung des zirkulären Schlund-Gaumen-Muskels

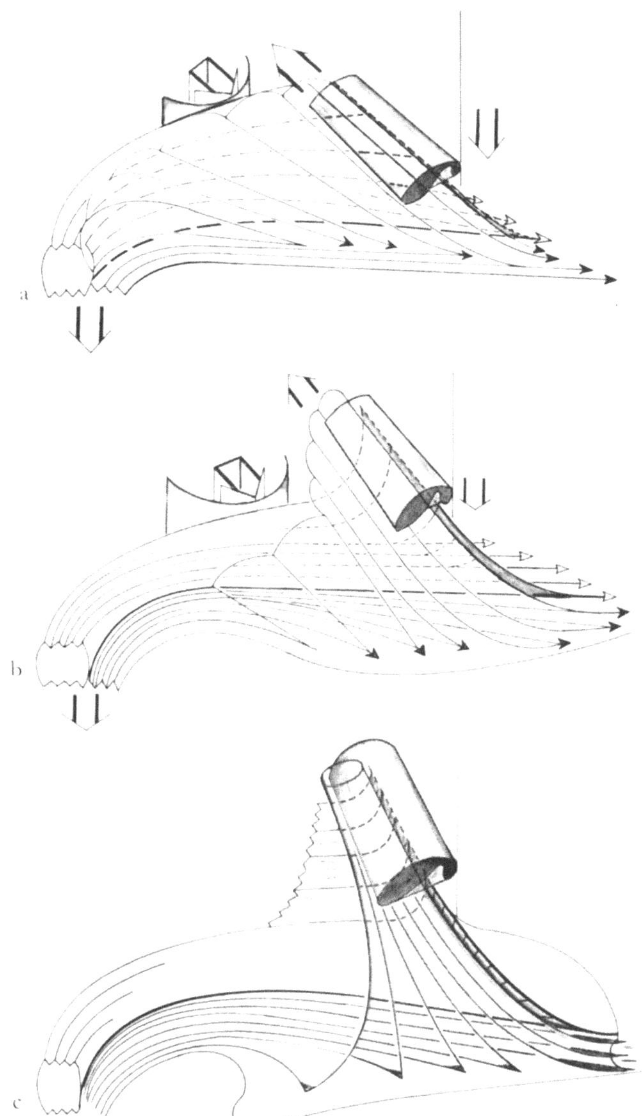

Abb. 8a—c. Vereinfachte Schematisierung der Verbindung beider Teile des M. palato-pharyngeus mit der Tube im Ablauf der Entwicklung. a Etwa gleicher Ausdehnungsbereich beider Teile im frühen Entwicklungsstadium (Einzeichnung der Tube und des Muskelfaserverlaufes in dieser entwickelten Form nur zum besseren Verständnis der Abb. 8b und c). Räumlich gezeichneter Pfeil und Hohlform stellen die großen Gefäße am Hals und die styloidale Muskulatur dar. b Verbreiterung des Kopfes, Vorwachsen der Gaumenfortsätze zur Mitte und Tiefertreten der Proc. pterygoidei. c Wiedergabe der ausdifferenzierten Verhältnisse nach cranio-caudalem Wachstum des Pterygoid und Tiefertreten des Pharynx. Erfolgte Trennung von Levator und longitudinalem M. palato-pharyngeus im Ursprungsgebiet und Umwandlung der Anheftung der Pars circularis an die Tube in die Fascia salpingo-pharyngea

an der Tubenmembran und durch die Einlagerung des Levator in die so
entstandene Loge kann die Tube diesem Abwärtswandern der horizontalen
und vertikalen Tensorsehnen mit dem Hamulus nicht folgen und bezieht
ihre Lage mit Mündung in den Nasenraum.

Zwei weitere Beobachtungen verdienen an dieser Stelle diskutiert zu
werden: Während die Muskelfasern des zirkulären M. palato-pharyngeus
im gespaltenen weichen Gaumen ihre Ansätze am nasalen Blatt erreichen,
verläuft die Ansatzfläche im Gaumen selbst weit nach vorn. Dieser „palatinale" Ansatz muß die Strecke der fehlenden Aponeurose nach vorn überwinden und setzt seitlich von der Spina nasalis posterior an. Der Gaumen-
ansatz des Tensor erreicht ebenfalls seine Anheftung mit der Gegenseite
nicht und bleibt in seiner Entwicklung zur Mitte auf dem zirkulären M.
palato-pharyngeus liegen. Das läßt die Vermutung zu, daß in der formalen
Genese der isolierten Velumspalte die Vereinigung *der* Strukturen eine
wesentliche Rolle spielen, die im ausgebildeten Velumstumpf als Ansatzfascie des M. palato-pharyngeus pars circularis und als Tensorsehne im-
ponieren. Ihre gemeinsame Verschmelzung in der Aponeurose ermöglicht
offenbar erst die Ausbildung eines funktionstüchtigen weichen Gaumens.

Unserem Bemühen, das entwicklungsgeschichtlich Versäumte bei der
Gaumenspaltenoperation herzustellen, gingen längere Beobachtungen bei
der Darstellung von Gaumenspalten unter der Operation voraus. Sie decken
sich mit den bei dieser anatomischen Präparation gewonnenen Befunden
und Erkenntnissen. Der rein morphologische Verschluß des gespaltenen
Velum erschien uns schon einige Zeit aus zwei Gründen überholt: Die
wirkungsvolle Mobilisierung der Gaumenhälften von lateral muß wesentliche Strukturen für die Funktion von Gaumen und Tube schädigen.
Außerdem kann man durch die vornehmlich Seit-zu-Seit ausgeführte Ap-
proximation der Velumhälften das Funktionszentrum des Gaumens nur
mangelhaft wiederherstellen, was mit der funktionellen Vereinigung besser
gelingt.

Zusammenfassung

Die Grundlage dieser Arbeit bildet die anatomische Präparation eines
vollkommen doppelseitig gespaltenen Neugeborenengaumens. Aus den
beim operativen Verschluß von Velumspalten gewonnenen Erfahrungen
muß man als vorrangiges Kriterium für die formale Genese des gespaltenen
weichen Gaumens nicht die Spaltung im dorsalen Anteil des harten Gaumens, sondern das Ausbleiben der Bildung einer Aponeurose ansehen.
Neuere Untersuchungen über den zeitlichen Ablauf der Gaumenentwicklung deuten darauf hin, daß die Vereinigung im Bereich des Velum das
Mehrfache an Zeit benötigt als für die Verschmelzung der Gaumenfortsätze
im Gebiet des späteren harten Gaumens erforderlich ist. Diese Beobachtungen gaben dazu Anlaß, besondere Aufmerksamkeit auf die Präparation der

Muskelansätze im gespaltenen Gaumen zu wenden und die Literatur über die Phylogenese und die vergleichende Anatomie des weichen Gaumens zu studieren. Die gesammelten Erkenntnisse werden einführend zusammengedrängt wiedergegeben.

Das Ergebnis der Arbeit ist eine synoptische Darstellung der Schlund-Gaumen- und Tuben-Gaumen-Muskeln im gespaltenen Velum; sie wird durch drei Zeichnungen und vier Präparationsphotographien illustriert. Als Kennzeichen des gespaltenen weichen Gaumens stellen sich neben der sagittalen Verkürzung vor allem das Fehlen einer Gaumenaponeurose und die Lateralisierung der Muskelansätze heraus. Die Verkürzung des Gaumens in anterior-posteriorer Richtung und die Seitwärtsverlagerung der Muskeln bedingt ihr Ansetzen weiter vorn und seitwärts und damit unphysiologische Muskelverläufe. Die Topographie der einzelnen Muskeln des longitudinalen und zirkulären Systems der Schlundschnürer wird unter Berücksichtigung ihrer Verläufe und Ansätze beschrieben. Die Verflechtung des M. palato-pharyngeus mit der Tube bzw. mit dem Levator wird untersucht und zugehörige funktionell-anatomische Aspekte besprochen.

Da die horizontale Tensorsehne wegen ihres lateralen Ansatzes und ihrer Hypoplasie die Tubenfunktion des Tensor nicht vollwertig unterstützen kann, wurde die Arbeit auf die Beschreibung der Vertikalaponeurose als Ansatz der Wangensehne des Tensor ausgedehnt. Diese Darstellung betont die Bedeutung des Hamulus als Umschaltstelle zwischen den Muskeln der Wange, des Schlundes und der Tube.

Herrn Prof. V. KARFÍK, dem Leiter des Laborator plastiĉe chirurgie der Karls-Universität in Prag, bin ich zu Dank verpflichtet, daß er mir die Gelegenheit bot, den Gaumen eines verstorbenen Neugeborenen mit doppelseitiger Lippen-Kiefer-Gaumenspalte in seiner Klinik zu präparieren. Seinem großzügigen Entgegenkommen verdanke ich die Photographien in dieser Veröffentlichung.

Literatur

1. BRAITHWAIT, F.: Clinical surgery, plastic surgery, Kap. V, p. 89. Hrsg. von R. G. V. BATTLE. London: Butterworth 1965.
2. — Treatment of patients with clefts of lip, alveolus and palate, p. 94. Hrsg. von K. SCHUCHARDT. Stuttgart: Thieme 1966.
3. BAXTER, J. S.: FRAZER's manual of embryology, 3. Aufl., p. 267. London: Ballièr, Tindall und Cox 1953.
4. GISEL, A.: Zur funktionellen Anatomie des Schluckaktes. Verh. Anat. Gesellsch. Anat. Anz. **111**, 312 (1962).
5. HIMMELREICH, H. A.: Der M. tensor veli palatini der Säugetiere unter Berücksichtigung seines Aufbaues, seiner Funktion und seiner Entwicklungsgeschichte. Anat. Anz. **115**, 1 (1964).
6. HOLDSWORTH, W. G.: Cleft lip and palate. 3rd ed. London: William Heinemann 1963.
7. KEIBEL, F., u. F. P. MALL: Handb. Entwicklungsgesch. d. Menschen. Leipzig: Hirzel 1911.

8. Kitamura, H.: Epithelial remnants and pearls in the secondary palate in the human abortus: a contribution to the study of the mechanism of cleft palate formation. Cleft Palate J. **3**, 240 (1966).

9. Körner, F.: Die Musculi tensor und levator palatini. Z. Anat. Entwickl.-Gesch. **111**, 508 (1942).

10. Lubosch, W.: Handbuch der vergleichenden Anatomie der Wirbeltiere. Bd. 5, S. 1072 u. 1097. München: Urban und Schwarzenberg 1938.

11. Ostmann, Dr.: Die Würdigung des Fettpolsters der lateralen Tubenwand. Arch. Ohr-, Nas.- u. Kehlk.-Heilk. **34**, 170 (1893).

12. Rohan, R. F., and L. Turner: The levator palati muscle. J. Anat. (Lond.) **90**, 153 (1956).

13. Ruding, R.: Cleft palate, anatomic and surgical considerations. Plast. Reconstr. Surg. **5**, 503 (1960).

14. Shepherd, W. M., and M. D. McCarthy: Observations on the appearance and ossification of the premaxilla and maxilla in the human embryo. Anat. Rec. **121**, 13 (1955).

15. Starck, D.: Embryologie, 2. Aufl. Stuttgart: Thieme 1965.

16. Toldt, C.: Anatomischer Atlas. Berlin-Wien: Urban und Schwarzenberg 1940.

17. von Tröltsch, D.: Beiträge zur anatomischen und physiologischen Würdigung der Tuben- und Gaumenmuskulatur. Arch. Ohr-, Nas.- u. Kehlk.-Heilk. **1**, 15 (1864).

18. Veau, V.: Division palatine. Paris: Masson et Cie. 1931.

19. Voth, D.: Zur funktionellen Morphologie des menschlichen Gaumens. Anat. Anz. **110**, 165 (1961).

20. Zöllner, F.: Anatomie, Physiologie, Pathologie und Klinik der Ohrtrompete. Berlin: Springer 1942.

Dr. O. Kriens
Univ.-Krankenhaus Hamburg
Nordwestdeutsche Kieferklinik
2000 Hamburg 20
Martinistraße 52

Der osteogenetische Wert
des heterologen Macerationsspanes
nach Maatz und Bauermeister (Kieler Span)

Von L. Schweiberer, H. Abel-Doenecke, G. Hofmeier,
J. Müller und D. Wörner

Geht man von der Kenntnis heterologer Knochentransplantationen früherer Jahre aus, so darf ohne Übertreibung festgestellt werden, daß durch das Macerationsverfahren nach MAATZ und BAUERMEISTER ein heterologer Bankknochen entwickelt wurde, der einen bezüglich klinischer Verwendbarkeit entscheidenden Fortschritt in der heterologen Transplantation darstellt. Weder nach Gefriertrocknung noch nach chemischer Konservierung brachten die Tierspäne bei klinischer Verwendung brauchbare Ergebnisse. Im deutschsprachigen Raum wurde die Heteroplastik von EHALT, J. BÖHLER und RUPP nach einigen Versuchen wegen ungünstiger Erfahrungen hinsichtlich Einheilung und Umbau wieder verlassen. Gute Ergebnisse wurden durch RITTER und BÄTZNER mitgeteilt sowie aus dem französischen Sprachraum durch GUILLEMINET, STAGNARA und DUBOST-PERRET und durch J. JUDET und R. JUDET. STÖRIG meinte auf Grund seiner Beobachtungen an 63 Fällen, bei denen er tiefgekühlte heterologe Knochen implantiert hatte, daß die französischen Autoren die Heteroplastik zu optimistisch beurteilen würden.

Durch die Maceration des Tierspanes nach dem Verfahren von MAATZ und BAUERMEISTER schien sich eine Wendung anzubahnen.

Der Macerationsspan heilt reizlos ein, da celluläre Bestandteile fehlen, die beim frischen, beim tiefgekühlt und chemisch konservierten heterologen Span regelmäßig zu nekrobiotischen Vorgängen und immunologischen Reaktionen Anlaß geben. KIENHOLZ und KEMKES beobachteten nach Implantation von gefriergetrocknetem Rinderknochen und darauffolgender Injektion von Rinderserum am Kaninchen schwere Schocksymptome. Bei gleichzeitig durchgeführter Implantation und Injektion traten in zwei von fünf Fällen ausgedehnte Nekrosen an der Implantationsstelle auf. Die Gefriertrocknung konnte also die sensibilisierenden Eigenschaften des Rinderknochens nicht aufheben. Nach Implantation des nach MAATZ-BAUERMEISTER behandelten Rinderknochens in gleicher Versuchsanordnung wurde dagegen nichts beobachtet, was auf eine anaphylaktische Reaktion schließen ließ. Die von BÜRKLE DE LA CAMP, KRÖMER, MAATZ, POPKIROV, SALEM u. a. klinisch beobachteten guten Heilungsresultate nach Implantation des macerierten Rinderknochens erhalten durch diese Feststellung eine einleuchtende Erklärung.

Wir sehen es aber doch als eine Notwendigkeit an, auf einige Nachteile hinzuweisen, die dem Macerationsspan innewohnen. Eine allzu breite klinische Anwendung muß zwangsläufig zu Mißerfolgen führen.

Nach W. Axhausen ist für die Beurteilung eines Knochentransplantates entscheidend:

1. der Ablauf des unmittelbaren Einheilungsvorganges,

2. die osteogenetische Potenz des Transplantates, d. h. ob und in welchem Umfang es aus eigener Kraft eine Knochenneubildung im Lagerbindegewebe in Gang setzt,

3. die Art des knöchernen Umbaues — denn bei jedem Transplantat stirbt das harte, eigentliche Knochengewebe mit seinen Osteocyten nach der Überpflanzung ab und muß durch Abbau und Umbau allmählich durch neugebildeten lebenden Knochen ersetzt werden.

Die erste Forderung nach reizloser Einheilung wird, wie oben bereits gesagt, von dem Kieler Macerationsspan erfüllt. Besitzt er aber osteogenetische Potenz? Die Mitteilung von Bauermeister und Maatz, daß der Span von sich aus Knochenneubildung in Gang setzt, also osteogenetische Potenz besitzen soll, verwunderte denjenigen, der mit der Materie vertraut ist. Bauermeister berichtet im experimentellen Teil seiner Monographie „Experimentelle Grundlagen für den Aufbau einer neuen Knochenbank" von dem überraschenden Nachweis einer — bereits nach 10 und 15 Tagen nach Verpflanzung des Macerationsknochens in das Weichgewebe von Hunden einsetzenden — Knochenneubildung bei 50% der Implantate. Da spezifisch osteogenetische Zellen weder im Lager, noch im Implantat vorhanden sind, deutet Bauermeister diesen Vorgang der Knochenneubildung im Sinne einer Metaplasie nach Leriche und Policard und sieht die Induktionslehre von Levander bestätigt.

Von der autoplastischen Transplantation wissen wir, daß durch die mitüberpflanzten Knochenweichgewebe wie Periost, Mark, Inhalt der Haversschen Kanäle, schon wenige Tage nach Implantation in das neutrale Muskellager Knochenneubildung in Gang gesetzt wird (Ollier, G. Axhausen, Lexer u. a.). Werden die anhaftenden Knochenweichgewebe durch Tiefkühlung abgetötet, so kommt ebenfalls Knochenneubildung in Gang, jedoch sehr viel später und in viel geringerer Intensität (W. Axhausen). Diese zweite Phase der Knochenneubildung ist jedoch an die unveränderte Knochengrundsubstanz gebunden. Der experimentelle Nachweis zweier möglicher Wege der Knochenneubildung hat den alten Streit in der Frage der kausalen Osteogenese beseitigt, denn mit der Feststellung einer zweiphasischen Knochenneubildung konnte der Inhalt der „Osteoplastenlehre" und der „Induktionstheorie" zwanglos zu einer einheitlichen Anschauung zusammengefaßt werden (W. Axhausen).

Übertragen wir nun dieses Wissen auf die oben gestellte Frage. Abgesehen von dem Vorliegen eines heterologen und damit a priori minderwertigen Transplantationsmaterials fehlen dem Macerationsspan zur Ingangsetzung der ersten osteogenetischen Phase die Knochenweichgewebe. Da die zweite Phase der Knochenneubildung eine unveränderte, also nicht denaturierte Knochengrundsubstanz voraussetzt, ist diese Phase durch den Macerationsspan ebenfalls nicht denkbar.

Den Angaben BAUERMEISTERS hinsichtlich der osteogenetischen Potenz des macerierten heterologen Spans widersprach KOCH bereits 1957 auf der Tagung der Deutschen Gesellschaft für Orthopädie. Er verpflanzte macerierte heterologe Knochenspäne in das neutrale Lager der Rücken- und Oberschenkelmuskulatur beim Kaninchen und konnte dabei keine Knochenneubildung beobachten.

Aus der Klinik von MAATZ berichtete aber HAASCH 1962 über Implantationen des Kieler Spanes in den menschlichen Muskel, die er anläßlich von Schenkelhalsnagelungen durchführte. Er fand von der 3. Woche an eine deutliche und zunehmende Knochenneubildung und maß dem Umstand, daß diese Befunde am Menschen erhoben wurden, besondere Bedeutung bei.

Wir prüften experimentell diese widersprechenden Angaben nach. Wir wählten ebenfalls Implantationen am Menschen, allerdings nicht wie HAASCH im Verlauf von Knocheneingriffen. Uns schien, daß die Ergebnisse durch osteogenetisches Material aus dem Operations- und Frakturgebiet leicht verfälscht werden könnten. Wir implantierten — mit Zustimmung von acht Patienten — industriell gelieferte Kieler-Knochenspanspongiosa bei zweizeitigen Abdominaleingriffen in den Bauchmuskel. Die Implantate wurden in Zeitabständen von 2 und 12 Wochen wieder entfernt und durch Serienschnitte histologisch aufgearbeitet. Zwei Präparate waren wegen Infektion nicht zu verwerten. In keinem der übrigen sechs Präparate fanden wir Knochenneubildung, sondern lediglich Resorption und bindegewebige Einscheidung.

Die Abb. 1 und 2 zeigen Präparate 3 bzw. 12 Wochen nach Implantation. Es läßt sich unschwer die bindegewebige Einscheidung, stellenweise lebhafte Osteoclasie erkennen, jedoch fehlen Osteoblastensäume, Osteoid oder geflechtartige Knochensprossen als Ausdruck einer in Gang gekommenen Osteogenese.

Wir glauben, daß die von HAASCH gefundene und abgebildete Osteogenese durch den vorausgegangenen Knochenbruch und durch den Eingriff am Knochen ausgelöst wurde und nicht durch das Implantat. Unsere Ergebnisse sehen wir in Übereinstimmung mit KOCH als den Beweis an, daß der macerierte heterologe Span keine osteogenetische Potenz besitzt, von sich aus also keine Knochenneubildung im Weichteillager in Gang setzen kann.

Nun wurde von MAATZ ein neues Argument für die Verwendung des Macerationsspanes ins Feld geführt und zwar seine „calluslockende Wirkung". Der Span soll auf Grund seiner optimalen biologischen Struktur das knochenbildungsfähige Gewebe zur Callusbildung anregen, wo immer er

3*

mit ihm in Kontakt kommt. Er soll weiter seine Bestandteile bereitwillig an das einsprossende pluripotente Keimgewebe abgeben und ihm seine Knochenbälkchen als zusammenhängendes Klettergerüst zur Verfügung stellen.

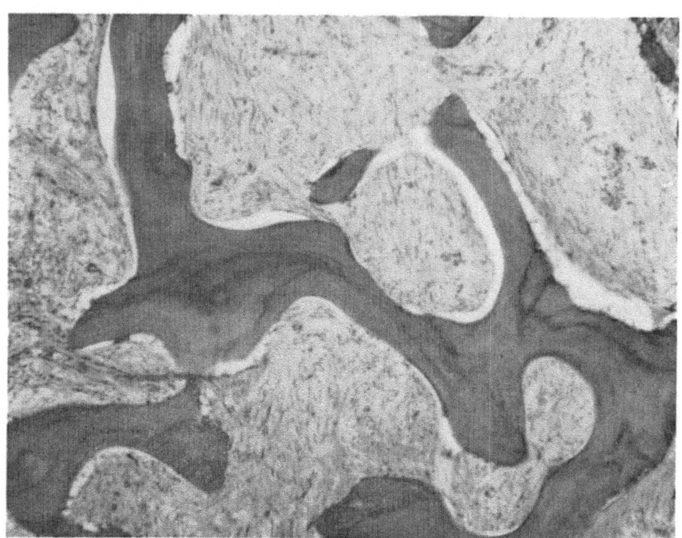

Abb. 1. Kieler Span, 3 Wochen nach Implantation in die menschliche Muskulatur. Bindegewebige Einscheidung, beginnende Osteoclasie, keine Knochenneubildung

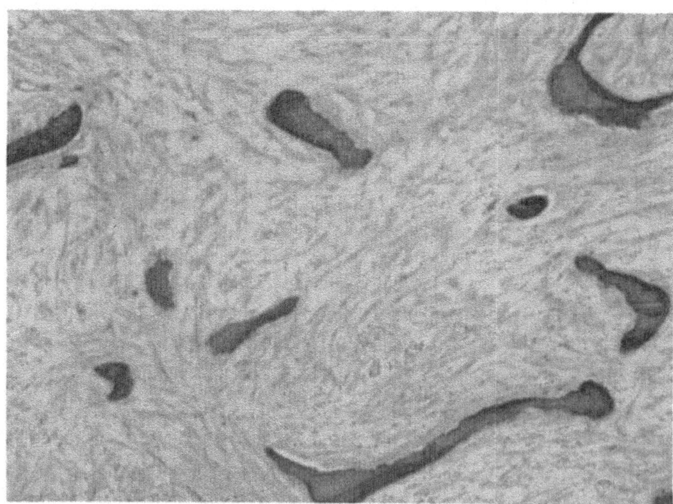

Abb. 2. Kieler Span, 12 Wochen nach Implantation in den menschlichen Muskel: Bindegewebige Einscheidung, fortschreitende Resorption, keine Knochenneubildung

EGER, FUCHS und STEGEMANN fanden in quantitativen Vergleichsunter-
suchungen, daß bei Transplantation in ersatzfähiges Lager im Bereich des
Macerationsspanes 100% Callus entsteht, wobei der autoplastische Kon-
trollspan mit 100% als Vergleich diente.

Wir überprüften nun in einer weiteren Versuchsserie am Tier das Verhalten des Spanes im ersatzstarken Lager.

Dem Spongiosatest nach MAATZ entsprechend implantierten wir macerierte heterologe Spongiosablöcke der Herstellerfirma[1] in Bohrlöcher von
10 mm Durchmesser, die am Tibiakopf von Hunden angelegt wurden.
Zum Vergleich wurden Bohrlöcher gleicher Größe als Leerhöhlen im
Tibiakopf der anderen Seite angelegt. Die insgesamt zehn Tiere wurden
nach 5 bis 61 Tagen getötet, die Späne mit umgebender Lagerspongiosa
entnommen und histologisch durch Serienschnitte aufgearbeitet.

Übt der Macerationsspan tatsächlich einen „calluslockenden Effekt" aus,
dann sollte man erwarten, daß die vom Transplantat ausgefüllte Höhle vom
Lager her rascher von neugebildetem Knochen ausgefüllt wird. Das war
aber in unseren Untersuchungen nicht der Fall. In den Leerhöhlen streben
die neugebildeten Knochenbälkchen radiär angeordnet dem Zentrum zu.
Auch in den vom Implantat ausgefüllten Höhlen kommt es am Rande zur
Knochenneubildung. Die geflechtartig angeordneten neugebildeten Knochenbälkchen haben im günstigsten Fall in der Implantathöhle einen ebenso
großen Raum wie in der Leerhöhle erschlossen. In der größeren Zahl der
Präparate ist jedoch die Aktivität an Knochenneubildung durch das Implantat gehemmt. Bei keinem der zehn Versuchstiere wurde der Defekt mit
Hilfe des Implantates quantitativ in einem höheren Maße von neugebildetem Knochen ausgefüllt.

Die Abb. 3a und b sowie 4a und b geben in vierfacher Vergrößerung Über-
sichten von Präparaten, die 26 bzw. 61 Tage nach den Implantationen entnommen
wurden, daneben jeweils die dazugehörigen Leerhöhlen. Nach 26 Tagen sieht man
in den Randpartien eine schmale Zone neugebildeten geflechtartigen Knochens,
der sich da und dort an die toten, im Bild intensiv dunkel erscheinenden Implantatbälkchen anlagert. Der weitaus größere Teil der Höhle ist neben totem Span-
material von faserreichem Bindegewebe ausgefüllt. In der Leerhöhle haben die
radiär dem Mittelpunkt des Defektes zustrebenden neugebildeten Knochenbäl-
chen das Zentrum bereits annähernd erreicht. Nach 61 Tagen ist erwartungsgemäß
die Knochenneubildung in der Implantathöhle etwas weiter fortgeschritten als
nach 26 Tagen. Es hat stärkere Resorption am toten Implantat eingesetzt. Die
Knochenneubildung ist jedoch in der Implantathöhle nicht stärker ausgeprägt als
in der Leerhöhle.

Abb. 5a und b gibt in 40facher Vergrößerung einen Ausschnitt aus der Randzone und aus dem Zentrum des 42-Tage-Präparates. In der Randzone lagern sich
neugebildete Knochenbälkchen an die toten Implantatbälkchen an, im Zentrum
sind die Maschenräume ausschließlich vom Bindegewebe ausgefüllt.

Daß sich vom Rande her neugebildeter Knochen an die toten Implantatbälkchen anlagert, kann unseres Erachtens nicht ohne Kritik als calluslockender Effekt

---

[1] Braun, Melsungen.

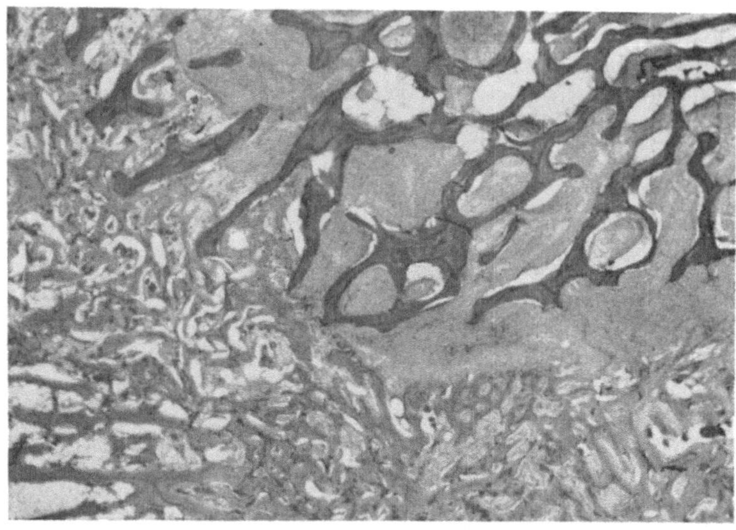

a

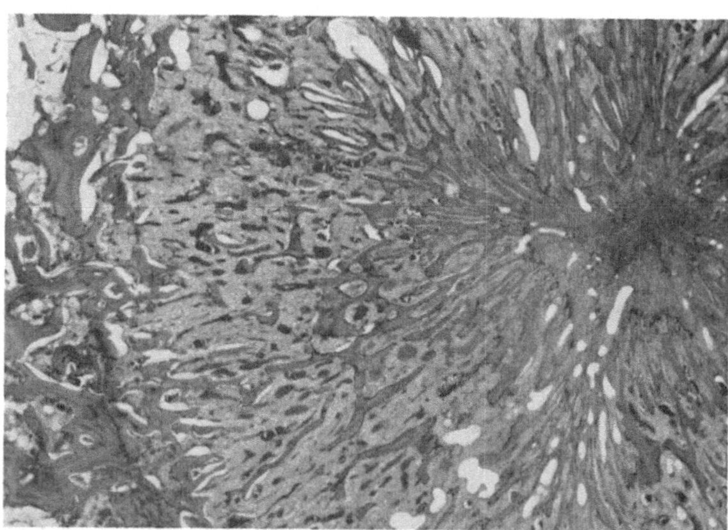

b

Abb. 3a und b. a Kieler Span, 26 Tage nach Implantation in den Tibiakopf des Hundes: Bindegewebige Einscheidung der Implantatbälkchen, geflechtartige Knochenneubildung am Rande des Knochendefektes. b Knochendefekt im Tibiakopf der anderen Seite bei demselben Tier, als Leerhöhle zum Vergleich belassen: Konzentrisch dem Mittelpunkt des Defektes zustrebende neugebildete Knochenbälkchen, die das Zentrum annähernd erreicht haben

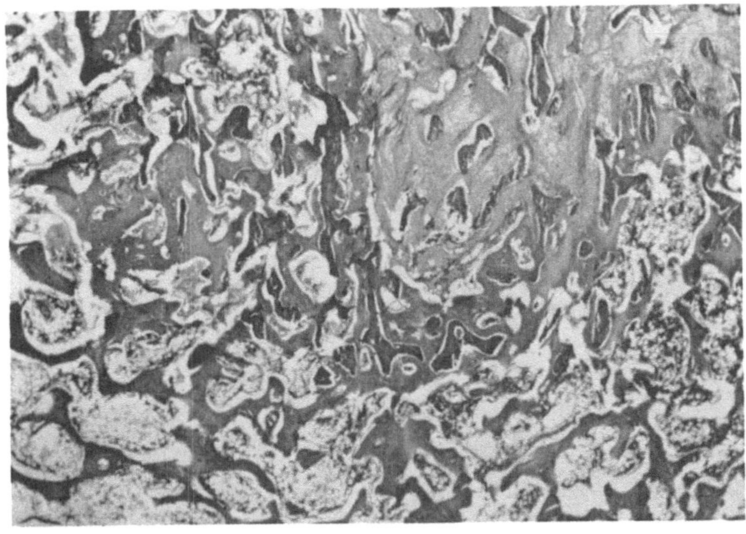

a

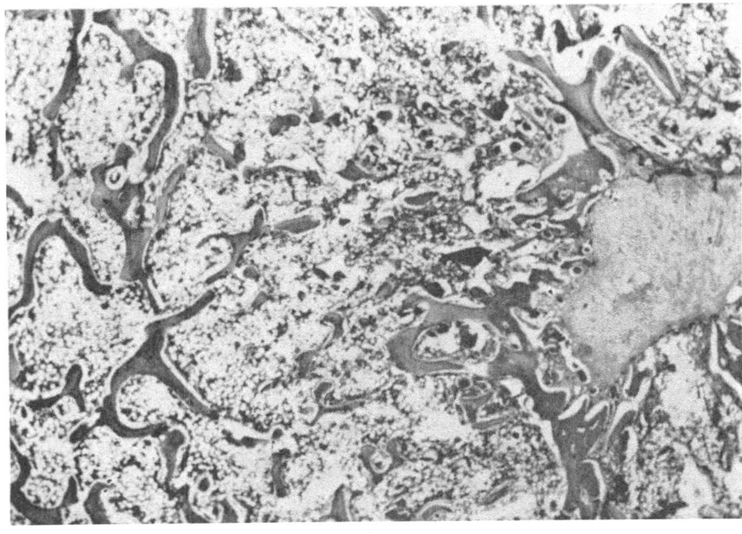

b

Abb. 4a und b. a Kieler Span, 61 Tage nach Implantation in den Tibiakopf des Hundes: Fortschreitende Resorption am Implantat, in der Peripherie Anlagerung neugebildeten Knochens an die Spanbälkchen, im Zentrum ausgedehnte bindegewebige Einscheidung des Implantates. b Vergleichshöhle zu Abb. 4a: Die Leerhöhle ist zum größten Teil von ausgereiftem Knochen und Knochenmark ausgefüllt, lediglich im Zentrum kleiner Bindegewebsbezirk

gedeutet werden. Die Leitschiene als calluslockender Effekt würde erst über-
zeugen, wenn dadurch tatsächlich der neugebildete Knochen dem Zentrum näher
gekommen wäre als in der Leerhöhle.

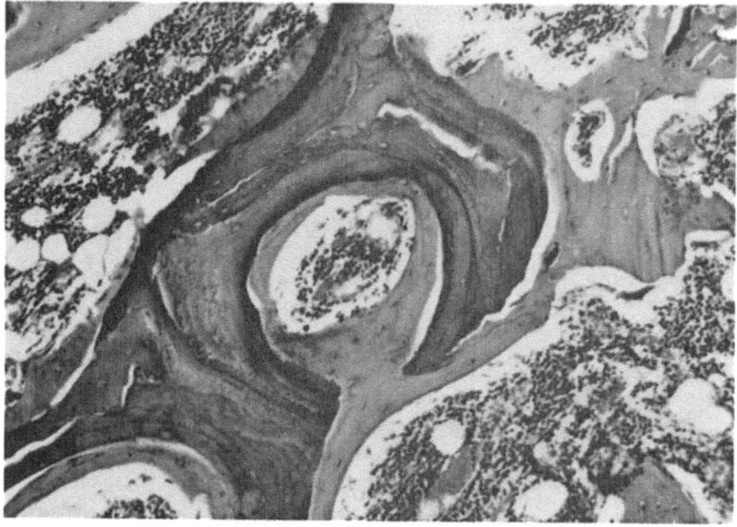

a

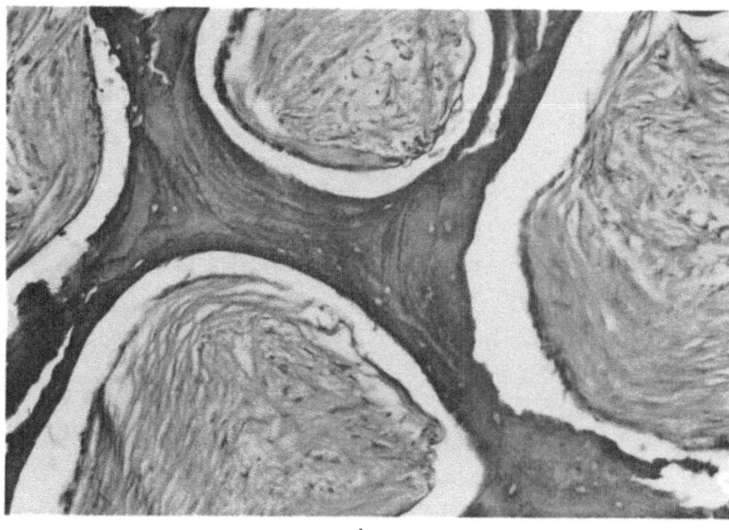

b

Abb. 5a und b. a Bei stärkerer Vergrößerung Randbezirk des 42-Tage-Präparates:
Neugebildeter Knochen lagert sich an die Implantatbälkchen an. b Ausschnitt aus
dem Zentrum der am Implantat ausgefüllten Höhle: Lediglich bindegewebige
Einscheidung, keine Knochenneubildung

Die Bewertung der verschiedenen Transplantationsmaterialien, ob autolog, homolog oder heterolog, ob frisch, durch Kälte oder chemisch konserviert oder maceriert überpflanzt, unterlag immer wieder grundsätzlichen Schwankungen, seit OLLIER eine wissenschaftliche Grundlage der freien Knochenüberpflanzung schuf. Sogar der überragende Wert der Autoplastik ist bisweilen bestritten worden, wohl bedingt durch den verständlichen Wunsch, dem Patienten einen zweiten Eingriff zur Entnahme des Transplantates zu ersparen. Doch auch das zweifellos beste der bislang entwickelten Verfahren zur Aufbereitung artfremden Knochenmaterials, das Macerationsverfahren nach MAATZ und BAUERMEISTER, kann keine Wunder bewirken. Werden die Möglichkeiten des Macerationsspans überschätzt, so muß es Mißerfolge geben (SCHEIER). Nur eine strenge Indikationsstellung zu seiner klinischen Anwendung kann uns vor Enttäuschungen schützen. Das autologe Transplantat bleibt auch in Zukunft das einzige wirklich zuverlässige Transplantationsmaterial, wenn es gilt, Knochenneubildung in Gang zu bringen oder entscheidend zu unterstützen oder gar Knochendefekte zu überbrücken.

Zusammenfassung

Der Wert des macerierten heterologen Knochens, des sog. Kieler Spans, wird durch experimentelle Untersuchungen abgegrenzt. Der Macerationsspan heilt zwar infolge Fehlens cellulärer Bestandteile im allgemeinen reizlos ein. Er vermag aber, wie Implantationen des Spanes in das Muskellager beim Menschen zeigen, von sich aus keine Osteogenese in Gang zu setzen. Auch ein „calluslockender Effekt" fehlt, wie die Implantationen in das ersatzstarke spongiöse Lager am Hund ergeben haben.

Literatur

AXHAUSEN, G.: Die histologischen und klinischen Gesetze der freien Osteoplastik auf Grund von Tierversuchen. Langenbecks Arch. klin. Chir. 88, 23 (1909).

AXHAUSEN, W.: Experimentelle Untersuchungen zur Theorie der induzierten Knochenneubildung (LEVANDER). Langenbecks Arch. klin. Chir. 266, 382 (1950).

— Die Knochenregeneration — ein zweiphasisches Geschehen! Zbl. Chir. 77, 435 (1952).

— Die Bedeutung der Individual- und Artspezifität der Gewebe für die freie Knochenüberpflanzung. Hefte Unfallheilk. 1962, 72.

BAUERMEISTER, A.: Experimentelle Grundlagen für den Aufbau einer neuen Knochenbank. Hefte Unfallheilk. 1958, 58.

— Die Behandlung von Cysten, Tumoren und entzündlichen Prozessen des Knochens mit dem „Kieler-Knochenspan". Bruns' Beitr. klin. Chir. 203, 287 (1961).

BÖHLER, J.: Erfahrungen mit der Knochenbank. Chirurg 23, 235 (1952).

— Bankspanverpflanzung bei frischen Schaftbrüchen der langen Röhrenknochen. Chirurg 26, 76 (1955).

Bürkle de la Camp, H.: Knochenkonservierung und Verwendung konservierten Knochens. Langenbecks Arch. klin. Chir. (Kongreßbericht) **279**, 26 (1954).
— Knochentransplantationen. Verhandlungsbericht d. XVIII. Kongr. d. Société Internationale de Chirurgie, S. 169—203. Brüssel: Imprimerie Medicale et Scientifique 1959.
Baetzner, K.: Arch. orthop. Unfall-Chir. **52**, 194 (1960).
Dubost-Perret, T., et L. P. Delphy: Transplantats osseux héteroplastiques; Technique des preparation. Rev. Chir. orthop. **41**, 2 (1955).
Ehalt, W.: Unsere Erfahrungen mit der Knochenbank. Beilageheft Z. Orthop. **87**, 75 (1956).
Fuchs, G., H. Stegemann und W. Eger: Der transplantierte Knochenspan und seine Qualität nach partieller und vollständiger Enteiweißung bei erhaltener anorganischer Substanz. Langenbecks Arch. klin. Chir. **303**, 240 (1963).
Guilleminet, M., P. Stagnara, and T. Dübost-Perret: Preparation and use of heterogenous bone grafts. J. Bone Jt. Surg. **35b**, 61 (1953).
Haasch, K.: Metaplastische Knochenbildung beim Menschen durch heterogene eiweißarme Spongiosa. Chirurg **32**, 114, 183 (1961).
— Erfahrungen mit dem Kieler-Span. Chirurg **1**, 21 (1963).
Judet, J., et R. Judet- Banque d'os. Rev. Chir. orthop. **40**, 403 (1954).
Kienholz, M., u. B. Kemkes: Untersuchungen über den immunbiologischen Wert heteroplastischer konservierter Knochenspäne. Arch. orthop. Unfall-Chir. **48**, 623 (1956).
Koch, W.: Über die Vitalisierung von implantierten Knochenspänen. Verh. dtsch. orthop. Ges. **45**, 444 (1967).
—, u. G. Dahmen: Experimentelle und klinische Erfahrungen mit dem heterologen Knochenspan. Z. Orthop. **76**, 348 (1962).
Krömer, K.: Der macerierte Knochenspan in der Pseudarthrosenbehandlung. Zbl. Chir. **26**, 109 (1957).
Lentz, W.: Die Grundlagen der Transplantationen von fremdem Knochengewebe. Stuttgart: Thieme 1955.
Leriche, R., et A. Policard: Les problémes de la physiologie normale et pathologique de l'os. Paris: Masson 1926.
Lexer, E.: Die freien Transplantationen. Neue Dtsch. Chirurgie 26b. Stuttgart: F. Enke 1924.
Levander, G.: A study of bone regeneration surgery. Surg. Gynec. Obstet. **67**, 705 (1938).
Maatz, R.: Der Tierspan in der Knochenbank. Dtsch. med. J. **8**, 190 (1957).
— Klinische Erfahrungen mit dem eiweißarmen Tierspan. Langenbecks Arch. klin. Chir. **292**, 831 (1959).
—, W. Lentz, and R. Graf: Spongiosatest of bone grafts. J. Bone Jt. Surg. Am. Ed. **36 A**, 721 (1954).
Ollier, L.: Traité expérimental et clinique de la régénération de l'os et de la production artificielle du tissu osseux. Paris: Masson et Fils 1867.
— De l'ostéogenése chirurgicale. Verhandlungen des X. Internat. med. Kongr. Berlin 1891.
Popkirov, St.: Klinische Brauchbarkeit des knöchernen Heterotransplantates. Zbl. Chir. **17**, 683 (1960).
Ritter, U.: Der gebrauchsfertige Ampullenspan bei knochenplastischen Operationen. Beilagenheft Z. Orthop. **87**, 72 (1956).
— Testversuche zur Frage der Eiweißkonservierung als Grundlage für Fremdgewebstransplantationen am Menschen. Chirurg **27**, 114 (1956).
Salem, G.: Diskussionsbeitrag über Erfahrungen mit dem Kieler Span in 32 Fällen. Symposium Kassel, Med. Pharm. Werke, B. Braun, Melsungen.

Scheier, H.: Zur kongenitalen Tibiapseudarthrose. Z. Orthop. **102**, 469 (1967).
Schweiberer, L., u. W. Axhausen: Zur Frage der osteogenetischen Potenz des „Kieler Knochenspans". Langenbecks Arch. klin. Chir. (Kongreßbericht) **313**, 959—961 (1965).
Störig: Bisherige Erfahrungen mit der Konservierung und Implantation von heteroplastischem Material. Beilagenheft Z. Orthop. **87**, 81 (1956).
Witt, A. N., u. M. Jäger: Die Berechtigung und Indikation autoplastischer Spantransplantation in der heutigen orthopädischen Chirurgie. Chir. plastica et reconstructiva **2**, 48—64 (1966).

Dr. L. Schweiberer
Chirurg. Univ.-Klinik
6650 Homburg/Saar

Die Verlängerung des Nasensteges
zur Anhebung der Nasenspitze
bei doppelseitigen Lippenspalten

(Klinischer Erfahrungsbericht über 84 Columellaplastiken)

Von **R. Stellmach*** und **W. Koberg**

Säuglinge mit doppelseitigen vollständigen Lippenspalten oder Lippen-Kiefer-Gaumenspalten weisen eine hochgradige Hypoplasie der Columella auf. Oft scheint das Lippenmittelteil direkt an der Nasenspitze zu sitzen (Abb. 5a und 9a), so daß die Notwendigkeit späterer operativer Maßnahmen zum Columellaersatz unverkennbar ist. Bei einer Durchsicht der Literatur fällt jedoch auf, daß entsprechende Veröffentlichungen selten sind im Vergleich zu der immensen Anzahl von Arbeiten über das Gebiet der operativen Spaltbehandlung. Noch 1952 widmet AXHAUSEN in seinem Standardwerk „Die Technik und Ergebnisse der Spaltplastiken" dem Problem der Nasenspitze nur wenige Sätze, trotz seiner Feststellung: „Eine Unvollkommenheit, die fast bei allen doppelseitigen Totalspalten, manchmal aber auch bei einseitigen Totalspalten zurückbleibt, ist die Abstumpfung der Nasenspitze im Profil, die fast bis zum Fehlen der Nasenspitze gesteigert sein kann; sie ist oft mit einer Verkürzung des häutigen Septums verbunden." Erst im letzten Jahrzehnt hat das angesprochene Problem im Zusammenhang mit den zunehmenden Ansprüchen an optimale ästhetische Ergebnisse die ihm zukommende Beachtung und Bearbeitung erfahren. In der deutschen Fachliteratur hat sich u. a. SCHUCHARDT frühzeitig mit der plastischen Verbesserung der Nasenform dieser Fälle beschäftigt und die Notwendigkeit herausgestellt, daß dabei die medialen Schenkel der Nasenflügelknorpel aufgerichtet werden müssen. Eine zusammenfassende Darstellung der gegenwärtig bekannten operativen Möglichkeiten erfolgte kürzlich durch DENECKE und MEYER.

Aufbauend auf den Arbeiten von REHRMANN über die Formverbesserung der Nase und Lippe bei Spaltpatienten haben wir im Zuge der Entwicklung verschiedene Behandlungsmethoden zur Nasenstegverlängerung erprobt, nachdem wir zuvor nur das Verfahren der Verwendung von Philtrumhaut zur Stegverlängerung benutzten und im wesentlichen auf Fälle mit Indikation zur Abbe-Plastik beschränkten. Von 1959 bis 1964 wurden

---

* Herrn Prof. Dr. Dr. Dr. h.c. K. SCHUCHARDT zum 65. Geburtstag gewidmet.

84 Verlängerungsoperationen ausgeführt. Da der Beobachtungszeitraum inzwischen bis zu 7 Jahren beträgt, halten wir eine Auswertung der Ergebnisse für aufschlußreich.

Die zu kurze Columella

Die Columella reicht von der Oberlippe bis zur Nasenspitze in Höhe der Verbindungslinie zwischen den vorderen Nasenlochwinkeln (Abb. 1). Entsprechend hängen Profil und Bildung der Nasenspitze von einer ausreichen-

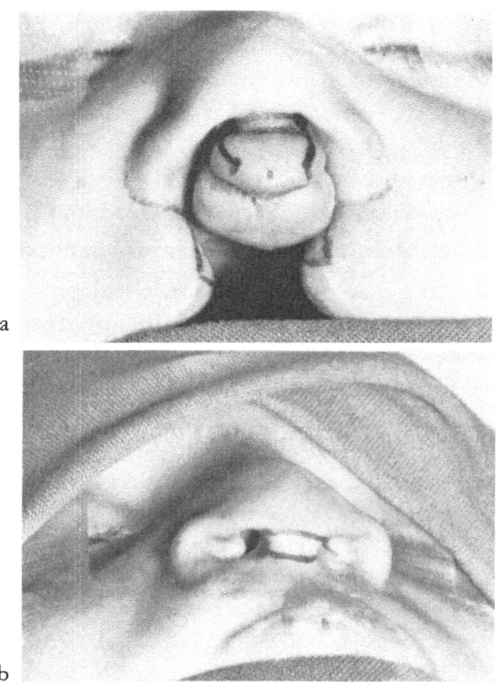

Abb. 1. Länge der Columella bei doppelseitiger Totalspalte. a Im Alter von 6 Monaten vor der Lippenplastik, b im Alter von 6 Jahren vor der Columellaplastik; eine wesentliche Nachentwicklung ist ausgeblieben

den Nasensteglänge ab. Jede Verkürzung vermindert die Höhe der Nasenspitze, die zunehmend stumpfer wird. Dies tritt jedoch erst deutlich in Erscheinung, wenn die Lippenspalten beiderseits geschlossen sind. In typischen Fällen operierter doppelseitiger Totalspalten ist die Nasenspitze platt (Abb. 1b). Solange der Zwischenkiefer stark protrudiert, erscheint der Nasensteg durch die vorstehende Lippe noch verdeckt. Nach der Rückverlagerung des Zwischenkiefers wird er besser sichtbar. CRONIN weist darauf hin, daß bei operativer Reposition des Zwischenkiefers die Entfaltung der Columella besonders augenfällig ist. Eine echte Nachentwicklung der

Columella nach dem beiderseitigen Lippenverschluß, die für das Prolabium erwartet werden kann, haben wir nicht beobachten können (Abb. 1b). Trauner führt an, daß der andauernde Zug der Nasenspitze nach abwärts die Entwicklung der medialen Nasenflügelknorpel behindert, was nur durch frühzeitige Operation zur Nasenstegverlängerung behoben werden könne.

Eine abweichende Auffassung über den Nasensteg bei doppelseitigen Lippenspalten vertritt Johanson. Er glaubt, daß die Hypoplasie nur eine scheinbare und dadurch bedingt ist, daß der vordere Nasenlochwinkel an der Columella nach abwärts gewandert ist. Die obere Columelle ist in die Nasenflügel miteinbezogen, was deren übermäßige Länge erklärt. Hieraus leitet er den Versuch ab, den Nasenlochwinkel durch funktionellen Umbau der Flügelknorpel weiter oben neu zu bilden, indem dem Säugling für längere Zeit an einer Kopfhaube befestigte Pelotten in die Nase eingeführt werden.

Psychische Auswirkungen der platten Nase und ihr Einfluß auf den Zeitpunkt der Korrekturoperation

Lexer hat die platte Nasenspitze bei doppelseitigen Lippenspalten in treffender Weise als „Schafsnase" bezeichnet. Ihr häßliches Erscheinungsbild hat tiefgreifende Auswirkungen auf die Psyche des kindlichen Spaltträgers und seiner Eltern. Bei einer Exploration kommt zu Tage, daß die betroffenen Kinder schon im Vorschulalter unter der Verunglimpfung als „Plattnäschen" durch ihre Spielgefährten zu leiden haben, oft mehr als durch die Relikte der „Hasenscharten". Hieraus erklärt sich der dringende Wunsch der Eltern nach einer frühzeitigen Nasenkorrektur. Wir vertreten den Standpunkt, daß diese Nasenkorrektur bis zur Einschulung ausgeführt sein sollte, da mit dem Schulbeginn die eigentliche soziale Einpassung des Spaltträgers in seine Umwelt beginnt. Es besteht dann nicht mehr die Möglichkeit, ein wegen seiner Nase und Lippe auffallendes Kind von der kritisierenden Umwelt fernzuhalten. Die Beseitigung der Schafsnase hat demnach in dem jungen Leben des Kindes eine außerordentliche Bedeutung, und der psychische Effekt der Herstellung einer normalen Nasenspitzenform ist nicht geringer als derjenige des ersten Verschlusses der Lippenspalten.

Wahl des Operationszeitpunktes

Nasenstegplastiken sind früher überwiegend bei Erwachsenen durchgeführt worden. Bei Operationen während des Wachstumsalters muß berücksichtigt werden, daß Eingriffe am knorpeligen oder knöchernen Stützgerüst negative Einflüsse auf das Wachstum haben können. Den frühesten Zeitpunkt für die Nasenstegverlängerung gibt Millard an, der die Columella bereits im Säuglingsalter im Zusammenhang mit dem Erstverschluß der Lippenspalten ergänzt hat. Auch Gelbke wählt diesen Zeitpunkt, wobei er die zu kurze Columella im Zuge seiner Naseneingangsplastik verlängert. Nach unseren Beobachtungen sind bei chirurgischer Intervention am Flügelknorpel im Säuglingsalter spätere Hypoplasien des Nasenflügels nicht ausgeschlossen (STELLMACH), so daß wir die Nasenstegverlängerung in der Säuglingsphase nicht befürworten. Mit dem Ziel, daß sich das Skelet der Nasenspitze normal entwickeln kann, spricht sich TRAUNER für ein etwas späteres Operationsalter von $1^1/_2$ bis 2 Jahren zur Verlängerung des häutigen Nasensteges aus. SCHRÖDER empfiehlt für extreme Fälle die frühzeitige Operation vor dem 6. Lebensjahr, bevor der Wachstumsschub im 6. und 7. Lebensjahr einsetzt.

Abgesehen von den genannten Überlegungen im Hinblick auf eine Beeinflussung des Wachstums ist die Wahl des Operationszeitpunktes auch von dem beabsichtigten Operationsverfahren abhängig. So ist z. B. die Verwendung von Narbenhaut aus dem Lippenspaltbereich erst nach der Ausreifung und Korrekturfähigkeit der Lippennarben möglich. Im Regelfall wird hierfür die Eingliederung des vorstehenden Zwischenkiefers abgewartet werden müssen, die das Profil von Oberlippe und Nasenbasis bestimmt. Unter Berücksichtigung dieser Gesichtspunkte und der Tatsache, daß ein Zuwarten über das Einschulungsalter hinaus aus den vorgenannten psychologischen Gründen nicht vertretbar ist, halten wir das 5. und 6. Lebensjahr für den Zeitpunkt der Wahl zur Anhebung der Nasenspitze durch Verlängerung des Nasensteges.

Ästhetisches Ziel und operative Möglichkeiten

Die Verlängerung der Columella muß so ausgiebig sein, daß die Nasenspitze genügend prominent wird. Gleichzeitig ist ein Septo-Labialwinkel anzustreben, der nach BROWN und McDOWELL im Idealfall zwischen 90 und 110° beträgt. Ein Winkelmaß von 120° sollte nicht überschritten werden, damit keine extreme Stupsnase entsteht. Als wichtigste Forderung erscheint uns jedoch, daß die Bildung der Nasenspitze nicht auf Kosten eines sich verschlechternden Aussehens der Lippe erfolgen darf.

Eine Verschlechterung des Lippenbildes steht zu erwarten, wenn die Columella mittels einer V-Y-Plastik aus dem Mittelteil der Lippe verlängert wird. Zu den vorhandenen zwei Lippennarben kommt eine zusätzliche dritte Narbe in der Lippenmitte hinzu, die wir übereinstimmend mit STEINHARDT und anderen Autoren für nicht akzeptabel ansehen.

Bei der auf GENSOUL zurückgehenden Verwendung der gesamten Philtrumhaut zur Nasenstegbildung, die in ähnlicher Weise auch LINDEMANN propagiert hat, ergibt sich bei der Vernähung des Lippendefektes zwar nur *eine* senkrechte Narbe in der Lippenmitte, jedoch ist die Lippe in querer Richtung sehr eng, und es besteht zumeist eine negative Lippentreppe.

Die übliche Kombination einer Verwendung von Philtrumhaut mit gleichzeitiger Abbe-Operation kommt für das Kindesalter als Standardoperation nicht in Frage. Auch beim Erwachsenen kann das Verfahren, das an sich gute Ergebnisse zeitigt, nicht als optimale Lösung angesehen werden. Die Indikation zur Abbe-Plastik ist nur bei erheblichen Wachstumsstörungen des Oberkiefers und der Oberlippe zu stellen, die in der modernen Spaltbehandlung vermeidbar sein sollten. Die Abbe-Plastik hinterläßt ihrerseits eine sichtbare Narbe und gelegentlich auch eine Formveränderung der Unterlippe, die besonders bei Frauen störend wirkt.

Zur Verlängerung der Columella ist auch die äußere Haut der Nasenflügel benutzt worden. Das von Gillies beschriebene Verfahren hat sich wegen äußerlich sichtbarer Narben nicht durchsetzen können. Die ästhetischen Forderungen werden durch die Benutzung freier Transplantate zur Columellaverlängerung besser berücksichtigt. Hier ist das zweizeitige Vorgehen von Schmid hervorzuheben, der bei Benutzung des zusammengesetzten Haut-Knorpel-Transplantates vom Ohr nach Koenig gute Ergebnisse vorgewiesen hat. Freie Transplantate sind im Angehen unsicher und von nachfolgender Atrophie bedroht. So gute Ergebnisse sie in einzelnen Fällen auch zeitigen mögen, können sie doch nicht als Verfahren der Wahl für den Regelfall angesehen werden.

Die Korrektur von Lippe und Naseneingang als Basis für die Columella-Verlängerung

Ästhetische Nachteile können vermieden werden, wenn der Nasensteg im Zuge der fast immer notwendigen Revision der Lippennarben und der abstehenden Nasenflügel verlängert wird. Es finden sich gewöhnlich folgende Veränderungen:

1. Die Lippen-Operationsnarben bleiben nach der Erstoperation nicht strichförmig, sondern verbreitern sich, besonders im oberen Lippenteil.

2. Die Nasenflügel stehen nach lateral ab, der vordere Nasenboden ist verbreitert.

Auf diese Befunde sind eine Reihe von Operationsverfahren abgestellt, so die von Kazanjian, Trauner, Marcks u. Mitarb. Bei den eigenen Untersuchungen, die Lippenkorrektur zum Columellaersatz auszunutzen, kamen wir bald auf ein Verfahren, das wir später bereits von Burian beschrieben fanden. Millard hat es in sehr treffender Weise als Gabellappenmethode (Forked-flap method) bezeichnet. Bei diesem Vorgehen wird das Prinzip der Nutzung von Lippennarbenhaut, die sonst verlorengeht, vollkommen verwirklicht.

In ähnlicher Weise logisch abgeleitet ist das Verfahren von Cronin, der im vorderen Nasenboden einen Brückenlappen bildet und zugleich mit der Adaptierung der abstehenden Nasenflügel die medialen Brückenlappenanteile in die Columella verlagert.

Eigenes Operationsgut

Bei der Gesamtzahl der durchgeführten Eingriffe zur Nasenstegverlängerung zeigt sich ein geringes Überwiegen der männlichen gegenüber den weiblichen Patienten in Übereinstimmung mit der Incidenz des Vorkommens von Lippen-Kiefer-Gaumenspalten (Tab. 1).

Tabelle 1. *Geschlechtsverteilung*

Gesamtzahl	männlich	weiblich
84	45	39

Bei der Altersaufgliederung ergibt sich, daß das Vorschulalter bis zu 6 Jahren mit 56% die meisten Patienten aufweist. Dies ist bedingt durch unsere Tendenz, die Korrekturen bis zur Einschulung abzuschließen. Die Erwachsenen stellen mit 15% den kleinsten Anteil am Operationsgut dar, während die schulpflichtigen Kinder mit 29% vertreten sind (Tab. 2).

Tabelle 2. *Altersverteilung*

Gesamtzahl	Vorschulalter bis 6 Jahre	Schulalter 7 bis 15 Jahre	Erwachsene über 16 Jahre
84	47	24	13

Operationsverfahren und Ergebnisse sind aus Tab. 3 zu ersehen.

Bezüglich der Einschätzung der Ergebnisse ist eine Objektivierung nicht möglich, da es sich um ästhetische Urteile handelt. Besonders berücksichtigt wurde das gesamte Erscheinungsbild der Nase mit dem Profil der Spitze, der Columellalänge, dem Septo-Labialwinkel und der Stellung der Nasenlöcher, außerdem der Luftdurchgängigkeit der Nase. Berücksichtigt man die Feststellung von Byars, daß es nicht der Name einer Operation ist,

Tabelle 3. *Operationsverfahren und Ergebnisse*

Operationsmethode	Anzahl der Fälle	Ergebnis besonders gut	befriedigend	unbefriedigend
Gabellappen	52	13	37	2
Cronin	5	—	5	—
Kazanjian	2	—	2	—
Trauner	2	—	1	1
Philtrumhaut				
mit Abbe	13	—	9	4
ohne Abbe	7	2	4	1
Freies Transplantat	3	1	1	1
Gesamtzahl:	84	16	59	9

der das Ergebnis bestimmt, sondern eher die Art, in welcher sie ausgeführt wird, so kann ein Vergleich der verschiedenen Operationsmethoden nur bedingten Wert haben (Tab. 3).

Wir haben die meisten und zugleich die besten Erfahrungen mit der Gabellappenmethode gesammelt (Abb. 3 bis 5). Sie ist bei uns das Verfahren der ersten Wahl. Daneben ziehen wir noch das Verfahren von Cronin in Betracht, das nach unserer Meinung dann in Frage kommt, wenn die Nasenflügel besonders weit abstehen und durch ihre Adaptierung ausreichend Material frei wird, um die Columella zu verlängern (Abb. 7 und 8). Ist dies nicht der Fall, kann keine genügende Columellahöhe erzielt werden.

Das Verfahren von Kazanjian eignet sich für Fälle mit hoher Oberlippe, die selten sind. Mit der Methode von Trauner hatten wir Schwierigkeiten, einen schönen Übergang zwischen Columella und Oberlippe zu bilden.

Die Verwendung von Philtrumhaut läßt bezüglich der Bildung von Columella und Nasenspitze gute Ergebnisse zu, besonders bei der myrtenblattförmigen Schnittführung von Brown und McDowell, aber auch bei der V-Y-Plastik nach Lexer (Abb. 9). Die Sekundärnarben sind jedoch meistens ungünstiger. Die Beseitigung der Narben durch ein Vollhauttransplantat kommt für Männer kaum in Frage, da die Oberlippe dann bartlos wird, ist aber bei weiblichen Spaltpatienten günstiger (Abb. 9b und d). Bei enger Oberlippe ist gleichzeitig eine Lippenerweiterung durch eine Abbe-Plastik angezeigt. Wir haben in 15 Fällen die Operation nach Lexer und in fünf Fällen die Operation nach Brown-McDowell durchgeführt.

Unter drei freien Transplantaten wurde einmal ein Koenigsches Ohr-Hautknorpeltransplantat verwendet und zweimal ein Vollhauttransplantat. Durch Vollhauttransplantation konnte bei einem Erwachsenen ein gutes Dauerergebnis erreicht werden, während bei einem Kinde die Columella postoperativ zunehmend schmaler wurde und sich nach innen hochzog.

Erfahrungen mit der bevorzugten Operationstechnik

Gabellappenmethode (Abb. 2a bis d)

Die vernarbten Lippenanteile beider Spaltseiten werden so umschnitten, daß sie am Nasensteg gestielt bleiben. Sie müssen in genügender Dicke präpariert werden, damit eine ausreichende Durchblutung des Narbengewebes gewährleistet ist. Den Übergang zwischen Columella und Oberlippe ermittelt man, indem man die Nasenspitze auf die Lippe herabdrückt. Es bildet sich an dieser Stelle eine Falte. Beide Läppchen müssen zusammen die Breite haben, die für die Columella notwendig ist. Die einzelnen Läppchen können, je nach vorhandenem Material, verschieden breit sein. Beim Zusammennähen entsteht an der Commissur eine Auffaltung, die durch dreieckförmige Hautexcision beseitigt werden muß. Dieses Hautdreieck wird deshalb besser an der Oberlippe belassen, so daß die Incision eine herzförmige Spitze in der Lippe erhält.

Die Schnitte werden beiderseits im inneren Nasenlochrand nach lateral bis in die Gegend vor dem Flügelknorpelende weitergeführt. Unter sorgfältiger Schonung des Knorpels wird die Nasenhaut abpräpariert und nach oben bis etwa in Höhe der knöchernen Nasenpyramide dekolletiert. Die Mobilisierung ist erforderlich, um die Nasenspitze zur Entfaltung und die Nasenhaut zu zugfreier Verteilung an den Nasenflügeln zu bringen. Das Zwischengewebe bis zur Vorderkante des knorpeligen Septums verbleibt

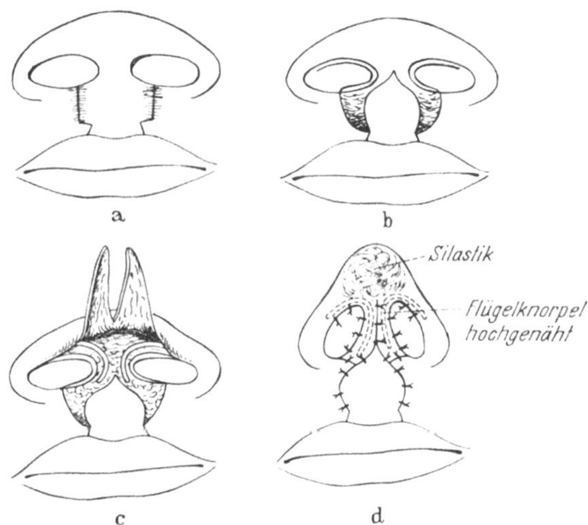

Abb. 2. Gabellappen-Operationsmethode, dargestellt an einer nach TENNISON voroperierten doppelseitigen Lippenspalte (a). Schnittführung (b) mit Präparation der medialen Flügelknorpelschenkel (c), die am Septum hochgenäht werden; Nasenspitze mit Silastic konturiert (d)

an der Columella. Es wird später unter die Nasenspitze verlagert, um eine bessere Prominenz zu gewinnen. Um die querliegenden Nasenlöcher ovalär umzubilden, muß der vordere Nasenlochwinkel nach spitzenwärts hochgesetzt werden. Hierzu lösen wir den medianen Flügelknorpelschenkel mit der Septumschleimhaut vom Septum ab und rotieren ihn nach aufwärts. Er wird in höherer Lage durch das Septum transfixiert. Eine Verknappung der inneren Schleimhaut des Nasenloches bei der ovalären Umgestaltung haben wir dabei selten beobachtet. Daher benutzen wir die anfangs geschnittenen dreieckigen Läppchen vom Nasenboden zur Verlängerung der Septumschleimhaut nur in entsprechend gelagerten Fällen.

Die neugebildete Columella wird schließlich so eingenäht, daß die Nasenspitze eine gefällige Form erhält. Die Verlängerung betrug zwischen 8 und 15 mm. MILLARD empfiehlt, den oberen Anteil der Columella in sich

4*

zu rollen und nicht am Septum zu fixieren, um dort eine häßliche Einziehung zu vermeiden. Obwohl in vielen Fällen eine ausreichende Anhebung der Nasenspitze ohne Einlagerung eines Stützgerüstes erzielt werden konnte, verblieben doch andere, bei denen eine Konturerhöhung wünschenswert

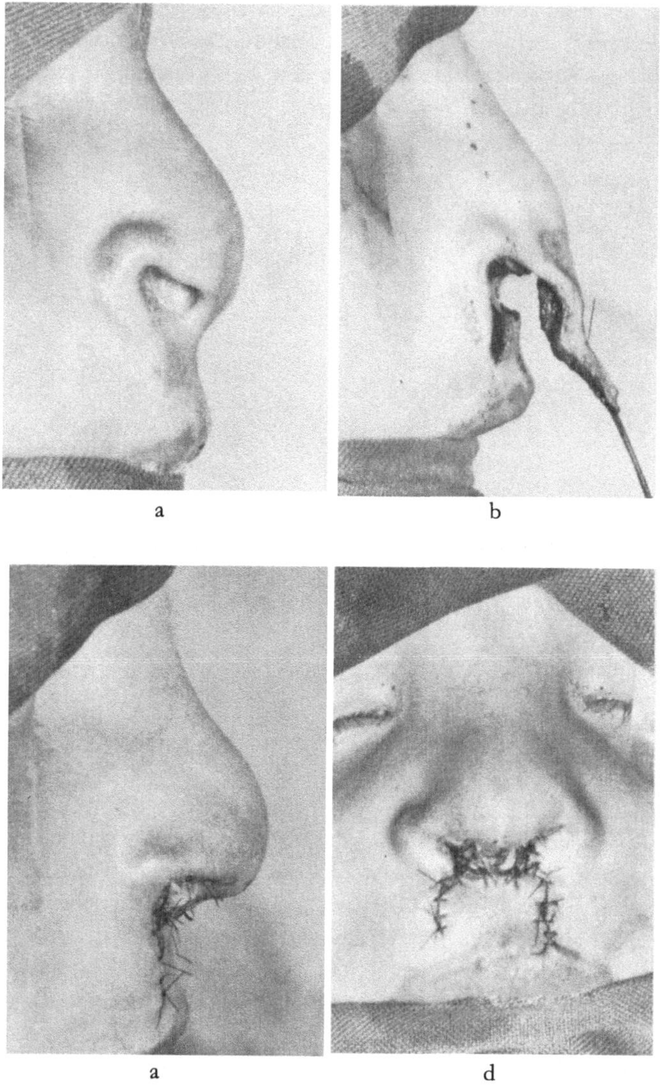

Abb. 3a—d. Operationsfotos der Gabellappentechnik. a Typische Schafsnase bei nach Tennison operierter doppelseitiger Lippenspalte. b Gabelläppchen an der Nasenspitze gestielt und miteinander vernäht. c Columella verlängert, Septo-Labialwinkel auf 90° umgeformt, vordere Nasenlochwinkel hochgesetzt (ohne Implantat an der Nasenspitze). d Lippenbild nach Naht der Entnahmedefekte

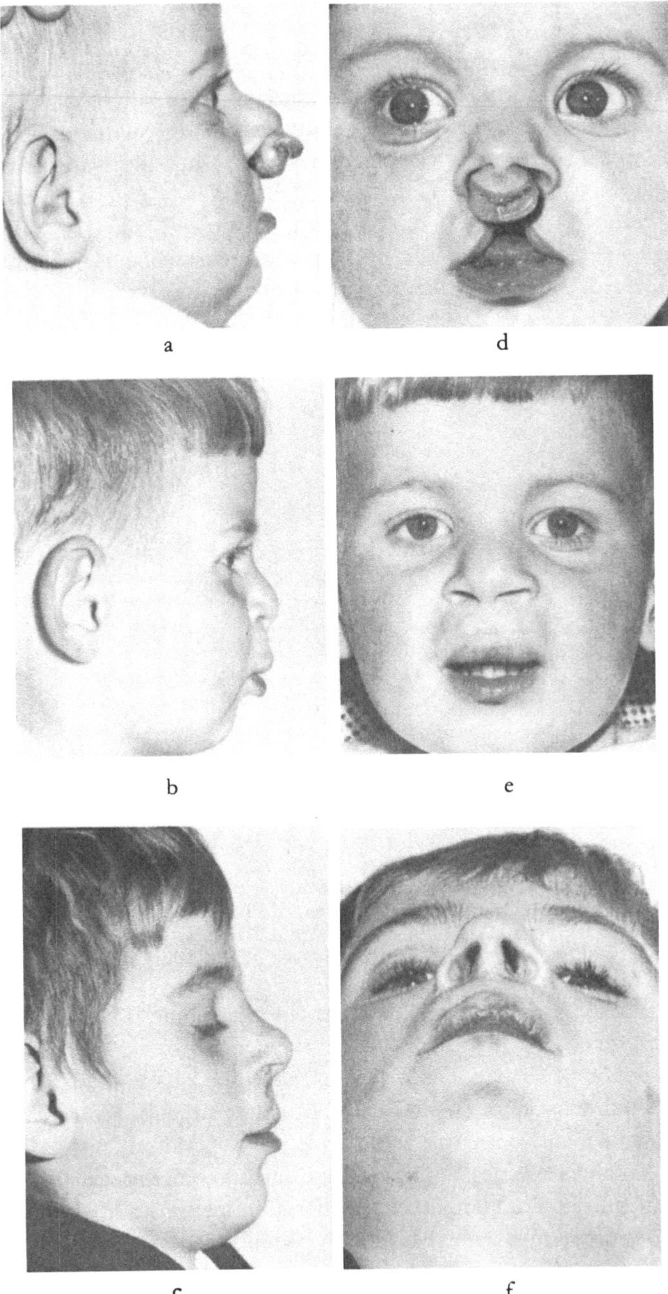

Abb. 4a—f. Behandlungsergebnis bei einer doppelseitigen Totalspalte mit hochgradiger primärer Hypoplasie der Columella. a, d Ausgangsbefund vor Lippenplastik. b, e Zustand nach Lippenplastik (Tennison) vor Nasenstegverlängerung im Alter von 4 Jahren. c, f 5 Jahre nach Nasenstegbildung aus Gabelläppchen normale Entwicklung der Nase; Nasenlöcher schräg-oval und luftdurchgängig

erschien. Hierfür haben u. a. Schuchardt, Brown-McDowell, Trauner-Wirth und Rehrmann die Einpflanzung eines knorpeligen bzw. knöchernen Stützgerüstes empfohlen. Wir benutzen seit 1963 Silasticschwamm, der in kleinen Stücken zurechtgeschnitten leicht unter die Nasenspitzenhaut eingepflanzt werden kann. Der ästhetische Effekt der Operation wird hierdurch beträchtlich verbessert (Abb. 2 d, 7 b und c). Die Einheilung ist günstig, wenn man zur Ruhigstellung und gegen eine Hämatombildung einen kleinen Nasengips anlegt. Von 23 Silasticimplantaten in die Nasen-

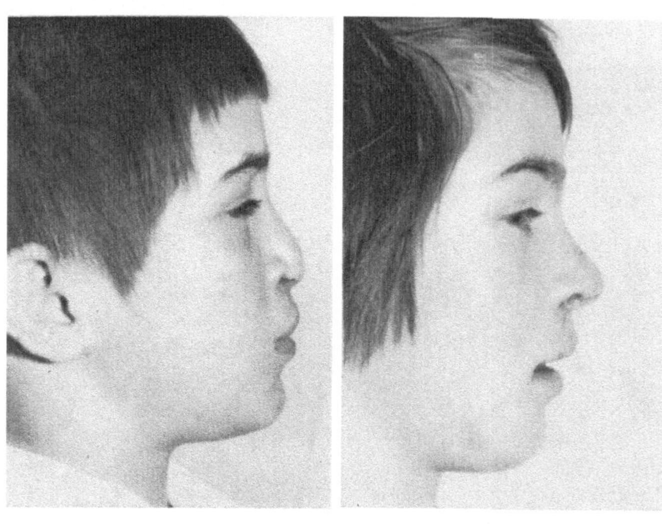

a   b

Abb. 5a u. b. Behandlungsergebnis einer Nasenstegverlängerung durch Gabelläppchen bei einem erwachsenen Mädchen. a Platte Nasenspitze bei operierter doppelseitiger Lippenspalte. b Zustand unmittelbar postoperativ mit Konturverbesserung der Nasenspitze durch Silasticimplantat

spitze heilte nur eins nicht reaktionsfrei ein und mußte 3 Wochen nach der Einpflanzung wegen Infektion entfernt werden.

Bei der Naht der Sekundärdefekte in der Lippe ist darauf zu achten, daß auf die Columella kein Zug durch Hautnähte ausgeübt werden darf, um Nekrosegefahr zu vermeiden. Am Ende der Operation ist lediglich eine geringe Veränderung des Verlaufes der Lippennarben festzustellen, die sich entsprechend den Philtrumkanten an der Columellabasis treffen, während sie vor der Operation mehr seitlich am Nasenboden enden.

Operation nach Cronin (Abb. 6a bis d)

Der Brückenlappen im Nasenboden wird medial schmaler als lateral gebildet (Abb. 7a). Die medialen Anteile müssen zusammen die Columellabreite ergeben. Die Lappen sind ebenfalls genügend dick zu präparieren.

Die Schnittführung am Nasenlochrand, die Präparation der Nasenhaut und die Behandlung der medialen Flügelknorpelschenkel mit Rotation am Septum nach aufwärts ist ähnlich wie bei dem vorgenannten Verfahren. Zur Adaptierung der Nasenflügel benutzen wir eine versenkte Drahtnaht, die

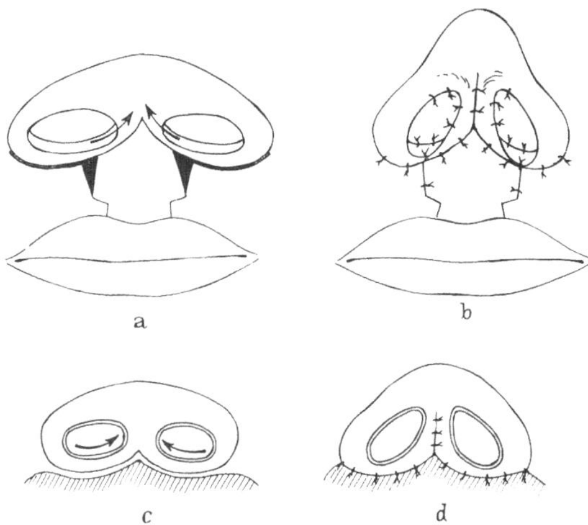

Abb. 6. Operation nach Cronin, dargestellt an einer nach Tennison operierten beiderseitigen Lippenspalte; Schnittführung, Verlagerung, Richtung der Brückenlappen vom Nasenboden und Excision der Narben im oberen Spaltbereich (a, c) und Ergebnis (b, d) bei weiterem Vorgehen entsprechend Abb. 1 (d)

subcutan zwischen den Nasenflügelfurchen verläuft. Infolge der Bildung von Brückenlappen ist die Ernährung des neuen Columellaanteiles weniger gefährdet als bei den einseitig gestielten Gabelläppchen (Abb. 7 und 8).

Diskussion

Bei kritischer Betrachtung der Behandlungsergebnisse kann festgestellt werden, daß die Nasenstegverlängerung in jedem Einzelfall einen Fragenkomplex aufwirft, der individuell zu behandeln ist.

Wird die Operation erst im Erwachsenenalter ausgeführt, dann findet man nicht selten eine Pseudoprogenie und Lippenenge vor, so daß die Stegverlängerung aus der Philtrumhaut mit gleichzeitiger Lippenverbreiterung durch Abbe-Plastik eher angezeigt erscheint und bessere Ergebnisse erwarten läßt als die Verlängerung der Columella durch Narbenhaut aus dem Lippenspaltbereich. Das letztere Vorgehen kommt vor allem im Wachstumsalter in Frage, solange noch kein Mißverhältnis zwischen der Weite von Ober- und Unterlippe und der Lippenokklusion besteht. Der gestielte verlängerte Nasensteg ist in allen Fällen in der Entwicklung mitgewachsen, so daß Nachoperationen zu einer erneuten Verlängerung des Nasensteges während einer Nachbeobachtungsdauer bis zu 7 Jahren nicht erforderlich geworden sind.

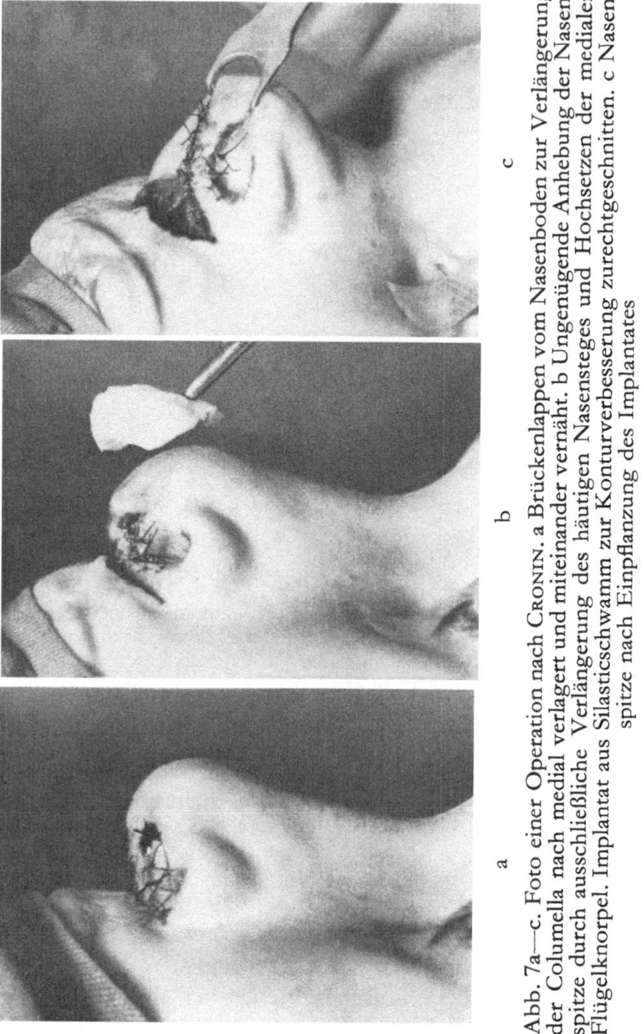

Abb. 7a—c. Foto einer Operation nach CRONIN. a Brückenlappen vom Nasenboden zur Verlängerung der Columella nach medial verlagert und miteinander vernäht. b Ungenügende Anhebung der Nasenspitze durch ausschließliche Verlängerung des häutigen Nasensteges und Hochsetzen der medialen Flügelknorpel. Implantat aus Silasticschwamm zur Konturverbesserung zurechtgeschnitten. c Nasenspitze nach Einpflanzung des Implantates

Eine zusätzliche Profilierung der Spitze durch ein Gerüstimplantat ist in einem Teil der Fälle angebracht. Hier hat sich uns die Verwendung von Silasticschwamm als ein einfaches Verfahren erwiesen, das leichter anwendbar ist als die Einpflanzung von körpereigenem Knorpel oder Knochenstützgerüsten. Bei einer intensiven Beschäftigung mit den Problemen der operativen Nasenstegverlängerung erscheint es zwangsläufig, den Eingriff bereits im Zusammenhang mit den Lippenoperationen vorauszuplanen. Sowohl bezüglich des Zeitpunktes der Operationsdurchführung als auch im Hinblick auf die Abstimmung des am besten zu kombinierenden Ver-

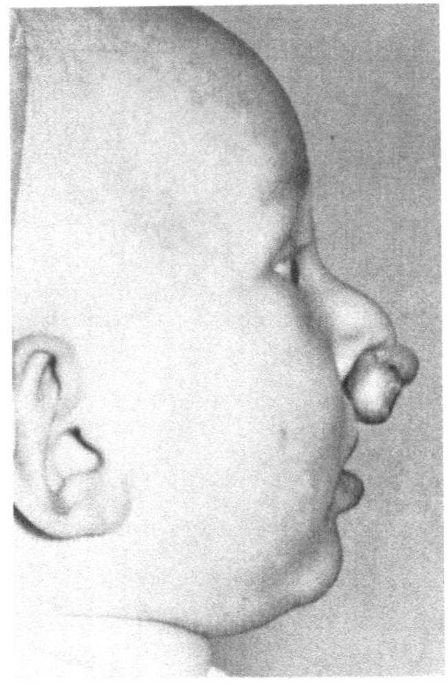

a

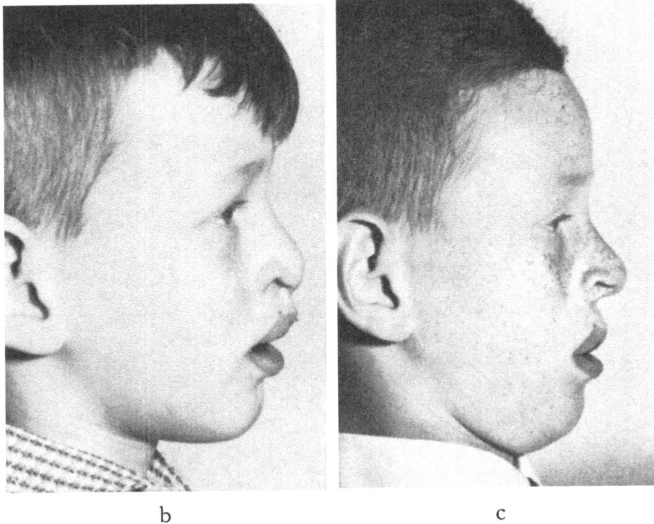

b   c

Abb. 8a—c. Ergebnis der Nasenstegverlängerung nach CRONIN. a Ausgangsbefund vor Lippenplastik. b Typische Schafsnase im Alter von 6 Jahren vor Ausführung der Stegverlängerung. c Befund 3¹/₂ Jahre später im Alter von 10 Jahren;
normales Wachstum der Nase

fahrens der Lippenplastik mit der Columellaverlängerung bestehen noch
offene Fragen und sind weitere Untersuchungen unter differenten Betrach-
tungsweisen wünschenswert.

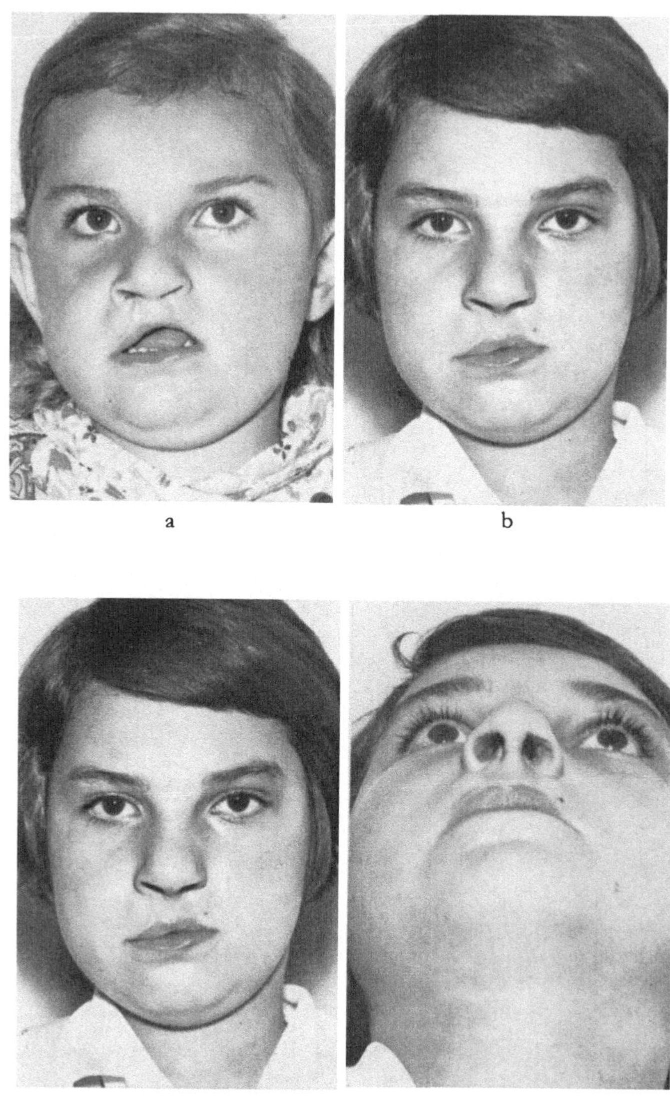

a   b

c   d

Abb. 9a—d. Lippen-Nasenstegkorrektur bei schlechtem Ergebnis der Erstoperation. a Vor Behandlungsbeginn im Alter von 5 Jahren; Oberlippenrot fehlt überwiegend, Lippenschluß lückenhaft. b Nach Bildung des Lippenrots durch Vornähung von Lippen- und Wangenschleimhaut und nach Excision der Narben und Einheilung eines retroauriculären Vollhaut-Transplantates mit Nachbildung des Amorbogens. Stegverlängerung durch Benutzung der Philtrumhaut. c, d Columella und Entwicklung der Nase 3 Jahre später

Zusammenfassung

An Hand von 84 klinischen Behandlungsfällen, die zwischen 1959 und 1964 operiert und bis zu 7 Jahren nachbeobachtet wurden, wird über die Notwendigkeit und Ausführung der Verlängerung der Columella bei doppelseitigen Lippenspalten berichtet.

Die besten Ergebnisse wurden mit der Gabellappentechnik erzielt, bei der unter Revision der Lippennarben die narbige Lippenhaut aus dem Spaltbereich beiderseits an der Columella gestielt zum Stegersatz Verwendung findet. Das Profil der Nasenspitze wird durch die ovaläre Umformung der queren Nasenlöcher erreicht, wobei die medianen Flügelknorpelschenkel frei präpariert und mit der Schleimhaut am Septum hochgenäht werden. Bei nicht genügender Profilierung der Nasenspitze wurden zusätzlich kleine Stücke Silasticschwamm unter die Nasenspitzenhaut verpflanzt, wodurch sich eine erhebliche Konturverbesserung erreichen ließ. Bei doppelseitigen vollständigen Lippenspalten ist die Nasenstegverlängerung eine regelmäßig notwendige Operation, die von vornherein im Behandlungsgang eingeplant und gegen Ende des Vorschulalters ausgeführt werden sollte.

Literatur

Axhausen, G.: Technik und Ergebnisse der Spaltplastiken. München: Carl Hanser-Verlag 1952.

Brown, J., and F. McDowell: Plastic surgery of the nose. St. Louis: C. V. Mosby Co. 1951.

Burian, F.: Chirurgie der Lippen- und Gaumenspalten. Berlin: VEB-Verlag Volk und Gesundheit 1963.

Byars, L.: Transactions of the third international congress of plastic surgery, p. 24. Excerpta Medica Foundation, Washington 1963.

Cronin, T.: Lengthening columella by use of skin from nasal floor and alae. Plast. reconstr. Surg. **21**, 417 (1958).

Denecke, H., u. R. Meyer: Korrigierende und rekonstruktive Nasenplastik. Berlin-Göttingen-Heidelberg: Springer 1964.

Gelbke, H.: Wiederherstellende und plastische Chirurgie, Bd. III. Stuttgart: Thieme 1964.

Gensoul, M.: Zit. von Cronin, T.

Gillies, H.: Zit. von Holdsworth, W.; Cleft lip and palate, p. 133. London: W. Heinemann 1963.

Johanson, B., and A. Ohlsson: Bone grafting and dental orthopaedics in primary and secondary cases of cleft lip and palate. Acta chir. scand. **122**, 112 (1961).

Kazanjian, V.: Zit. von Denecke-Meyer. In Korrigierende und rekonstruktive Nasenplastik, S. 252.

König, F.: Deckung von Defekten der Nasenflügel. Berl. klin. Wschr. **39**, 137 (1902).

Lexer, E.: Zur Gesichtsplastik. Langenbecks Arch. klin. Chir. **92**, 306 (1910).

Lindemann, A.: Die Chirurgie der Mundhöhle, der Zähne, der Zahnfortsätze, der Kiefer und des Gesichtes. Stuttgart 1950.

Marcks, K., A. Trevaskis, and M. Payne: Elongation of columella by flap transfer and Z-plastic. Plast. reconstr. Surg. **20**, 466 (1957).

Millard, D.: Columella lengthening by a forked flap. Plast. reconstr. Surg. **5**, 454 (1958).

Rehrmann, A.: Eine Methode zur Formverbesserung der Nase und der Lippe nach Operation einseitiger Lippenspalten. Dtsch. zahnärztl. Z. **10**, 15 (1955).

— A new method of nasal reconstruction. Transact. Internat. Soc. Plast. Surg., p. 277. Baltimore: Williams & Wilkins 1957.

— Ästhetische Momente in der Lippenspalten-Chirurgie. Fortschr. d. Kiefer- u. Gesichtschirurgie, Bd. 7, S. 111. Stuttgart: Thieme 1961.

Schmid, E.: Die Anwendung des Haut-Knorpeltransplantates nach König unter besonderer Berücksichtigung der Spaltplastik. Fortsch. d. Kiefer- u. Gesichtschirurgie, Bd. V, S. 301. Stuttgart: Thieme 1959.

Schröder, F.: Der Zeitpunkt für Korrektur-Operationen bei Kindern und Jugendlichen mit Lippen-, Kiefer- und Gaumenspalten. Fortschr. d. Kiefer- u. Gesichtschirurgie, Bd. IV, S. 161. Stuttgart: Thieme 1958.

Schuchardt, K.: Operationen im Gesicht und im Kieferbereich. In Bier-Braun-Kümmell, Chirurgische Operationslehre, Bd. 2. Leipzig: Verlag Joh. Ambrosius Barth 1954.

—, and G. Pfeifer: Treatment of patients with clefts of lip, alveolus and palate, p. 154. Stuttgart: Thieme 1966.

Steinhardt, G.: Treatment of patients with clefts of lip, alveolus and palate, p. 146. Stuttgart: Thieme 1966.

Stellmach, R.: Beispiele funktioneller und ästhetischer Fehler der Wiederherstellungs-Chirurgie des Gesichtes. Fortschr. d. Kiefer- u. Gesichtschirurgie, Bd. VII, S. 225. Stuttgart: Thieme 1961.

— Aufbau der Gesichtskonturen mit Silastic. Fortschr. d. Kiefer- und Gesichtschirurgie (Im Druck).

Trauner, R.: Die Operation der Lippenspalte. Fortschr. d. Kiefer- u. Gesichtschirurgie, Bd. I, S. 16. Stuttgart: Thieme 1955.

—, u. F. Wirth: Die Nasenkorrekturen bei beidseitigen Lippen-, Kiefer-, Gaumenspalten. Z. Laryng. Rhinol. **37**, 655 (1958).

Prof. Dr. med. Dr. med. dent. Rudolf Stellmach
Zahn- und Kieferklinik der Freien Universität
1 Berlin 31
Assmannshauser Str. 4—6

und

Dr. Dr. dent. Wolfgang Koberg
Klinik für Kiefer- und Gesichtschirurgie
der Westdeutschen Kieferklinik
Universität Düsseldorf
4 Düsseldorf
Moorenstraße 5

Rekonstruktive Eingriffe
nach Eiterungen im Bereich der Hand

Von **H. Millesi**

Die Fortschritte der Handchirurgie führten zu einer wesentlichen Verbesserung der funktionellen Ergebnisse nach Handverletzungen. Dementsprechend steigen auch die Ansprüche, die erfüllt werden müssen, damit ein Ergebnis als gut bezeichnet werden kann. Es existiert z. B. ein ausgedehntes Schrifttum, das sich mit der Wiederherstellung verletzter Beugesehnen beschäftigt. Im Gegensatz dazu findet man im Schrifttum nur wenige Angaben über die Möglichkeiten der Wiederherstellung nach Infektionen der Hand. Die älteren Arbeiten, die sich mit dem Panaritium und Sehnenscheidenphlegmonen beschäftigen, messen den Erfolg der Behandlung an der Frequenz der versteiften Finger, die der Amputation zugeführt werden mußten. Über die Möglichkeit der Wiederherstellung werden keine Angaben gemacht. In der Zwischenzeit ging zwar die Frequenz der unspezifischen Entzündungen im Bereich der 'Hand zurück (THIES und NEUMANN, 1964). Exakte Nachuntersuchungen eines großen Krankengutes (BÜCHTER und MÖRL, 1964) zeigten jedoch, daß nach wie vor ein erheblicher Prozentsatz von Fällen mit mehr oder weniger ausgeprägtem Funktionsverlust ausheilen. Darüber hinaus muß festgestellt werden, daß gerade die Behandlung von Handinfektionen sehr oft von mit den Prinzipien der Handchirurgie weniger vertrauten Ärzten durchgeführt wird, so daß auch dadurch die Zahl der Fälle mit ungünstigem funktionellen Ergebnis vermehrt wird. Trotzdem sind auch heute nur Einzelfälle bekannt, bei denen rekonstruktive Eingriffe nach Handinfektionen vorgenommen wurden.

So werden in dem ausgezeichneten Buch über Verletzungen und Infektionen der Hand von ROBINS (1961) wohl elf Patienten erwähnt, bei denen granulierende Wunden nach Incisionen wegen Panaritium mit Spalthaut gedeckt wurden, aber über Wiederherstellung der Beugefunktion usw. wird nichts ausgesagt. Auch bei SCHINK (1960) und bei CLARKSON und PELLY (1962) findet man keine diesbezüglichen Hinweise. LAMESCH (1963) fordert nach Hautnekrosen wegen Infektionen die Defektdeckung durch gestielten Hautlappen vom selben oder vom Nachbarfinger. McCORMACK (1962) führt im Rahmen einer Serie von Sehnentransplantationen unter ungünstigen Bedingungen zwei Patienten an, bei denen Sehnentransplantationen nach Sehnenscheidenentzündungen durchgeführt worden waren.

Die Ursache für diese Zurückhaltung dürfte in der Tatsache zu suchen sein, daß nach abgelaufenen eitrigen Entzündungen die betroffene Region eine besonders starke Narbenbildung aufweist und daher ungünstige Voraussetzungen für sekundäre Eingriffe bietet. Auch die häufig vorhandene Fibrose benachbarter Gewebe, die auf das oft längere Zeit bestandene Ödem zurückgeht, verschlechtert die Erfolgsaussichten.

An der Station für Plastische und Wiederherstellungschirurgie der I. Chirurgischen Universitätsklinik in Wien wurden in den letzten Jahren 24 Patienten wegen Folgezuständen nach Infektionen im Bereich der Hand operiert. Es erschien aus den oben genannten Gründen gerechtfertigt, eine Nachuntersuchung dieser Fälle durchzuführen und über die Ergebnisse zu berichten.

Rekonstruktive Eingriffe wurden aus folgenden Indikationen durchgeführt:

1. *Narbenkontraktur*

Bei fünf Patienten (drei Männer und zwei Frauen) bestand eine Beugekontraktur des betroffenen Fingers, hervorgerufen durch eine Längsnarbe an der Volarseite nach Längsincision. Die Verwendung derartiger Incisionen wird allgemein abgelehnt, da die Narbenkontraktur eine unausbleibliche Folge darstellt. Trotzdem wird immer wieder eine derartige Schnittführung angewendet (s. oben). Wenn die Incision wegen eines Panaritium subcutaneum notwendig war und Sehnenscheide bzw. Beugesehnen intakt blieben, ist die Narbenkontraktur auf Haut und Subcutis begrenzt. Bei längerem Bestehen ist allerdings mit einer sekundären Schrumpfung der Beugesehnen und der Gelenkkapsel zu rechnen, so daß die Aussicht auf ein gutes Ergebnis mit der Zeit abnimmt. Eine frühzeitige operative Korrektur ist daher angezeigt. Physikalische Maßnahmen sind bei einer reinen Narbenkontraktur wirkungslos, im Gegenteil kann durch Einrisse innerhalb der Narbe die Bindegewebsbildung noch gesteigert werden. Man sollte daher damit nicht zu viel Zeit verlieren. Auch bei einer lange bestehenden Narbenkontraktur ist ein voller Erfolg möglich (Abb. 1a bis c), da *nach* Behebung der Narbe die vorhandene sekundäre Schrumpfung der Sehnen und der Gelenkkapsel durch Physiotherapie gebessert werden kann. Die Narben und das subcutan gelegene fibröse Gewebe müssen nach Isolierung der Nervengefäßbündel vollständig entfernt werden. Wenn notwendig, wird eine Capsulotomie des proximalen Interphalangealgelenkes vorgenommen. Zur Entspannung der Haut werden 3 Z-Incisionen angelegt. Dies genügt meist um einen spannungslosen Hautverschluß bei gestrecktem Finger zu erreichen. In schweren Fällen gelingt es zwar, die jeweiligen Z-Zipfel miteinander zu vereinigen, so daß Hautbrücken entstehen. Zwischen den 3 Z-Plastiken verbleiben jedoch Hautdefekte, die mit freien Vollhauttransplantaten zu decken sind. Diese Art der Hautdeckung — zwei kleinere Hauttransplantate, getrennt durch gestielte Hautlappen — gibt bessere Ergebnisse, als wenn nur ein größeres Hauttransplantat verwendet wird. Sie kommt der normalen Hauttextur näher. Bei allen fünf Patienten konnte ein sehr gutes funktionelles Ergebnis erzielt werden.

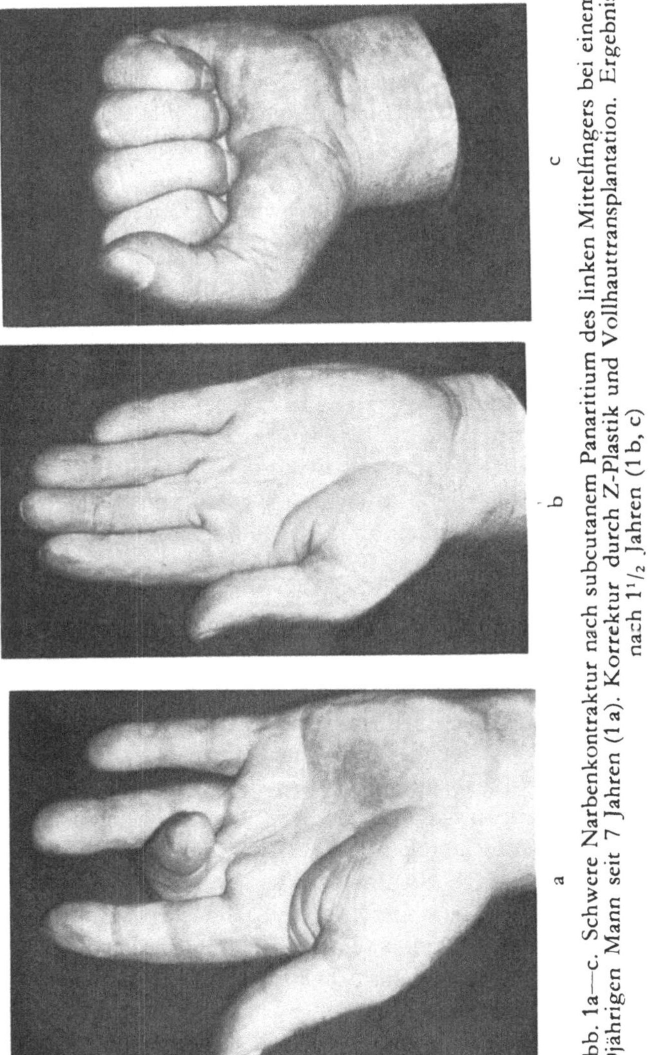

Abb. 1a—c. Schwere Narbenkontraktur nach subcutanem Panaritium des linken Mittelfingers bei einem 49jährigen Mann seit 7 Jahren (1a). Korrektur durch Z-Plastik und Vollhauttransplantation. Ergebnis nach 1½ Jahren (1b, c)

2. Tendogene Kontraktur

Das Vorliegen einer schweren Beugekontraktur eines Fingers stellt eine beträchtliche Funktionseinbuße dar und bedeutet auch eine Behinderung der gesunden Nachbarfinger. Die Korrektur ist bedeutend schwieriger als bei reinen Narbenkontrakturen. Die Amputation eines derartig veränderten

Fingers kann daher in vielen Fällen auf einfache Weise eine Funktionsverbesserung bringen. Trotz der schlechteren Prognose der Beugekontrakturen nach Eiterungen, gegenüber solchen nach Traumen, halten wir den Versuch der Rekonstruktion in bestimmten Fällen für gerechtfertigt. Bei gut funktionierendem Grundgelenk hat man die Wahl zwischen einer Arthrodese der Interphalangealgelenke in Mittelstellung und der Wiederherstellung der aktiven Beugefunktion durch Eingriffe an den Sehnen. Nur die Fälle, bei denen man die Wiederherstellung der Sehnenfunktion anstrebte, wurden in diese Untersuchung einbezogen.

Bevor ein derartiger Eingriff geplant wird, muß festgestellt werden, ob Nerven- und Gefäßversorgung intakt sind. Die Nervenfunktion kann mit Hilfe der Sensibilitätsprüfungen und des Ninhydrintestes leicht festgestellt werden. Dagegen ist die Beurteilung der Gefäßversorgung auch mit der Arteriographie nicht sicher möglich, da die in Kontrakturstellung ausreichende Durchblutung in Streckstellung insuffizient werden kann. Dies war bei einem der acht einschlägigen Fälle (Tab. 1) der Fall (Fall 1). Der Finger mußte daher in Beugestellung belassen und einige Tage später nach Rücksprache mit der Patientin und Erwägung aller Möglichkeiten amputiert werden.

Eine weitere Voraussetzung für den Erfolg stellt die gute Beschaffenheit der Interphalangealgelenke dar. Bei drei Fingern konnte die Behebung der Kontraktur erst nach einer Capsulotomie (Fall 2, 3, 4) des proximalen Interphalangealgelenkes erreicht werden. Wenn die Gelenkflächen selbst nicht mehr intakt sind, soll von einer Sehnenplastik Abstand genommen und eine Arthrodese in Mittelstellung durchgeführt werden.

Schließlich ist die Beschaffenheit der Haut an der Volarseite des betroffenen Fingers von entscheidender Bedeutung. Wenn die Incision zur Behandlung der Infektion seitlich am Finger vorgenommen war und die Volarseite frei von Narbengewebe blieb, ist die Sehnenplastik wesentlich erleichtert. Bei zwei Patienten (drei betroffene Finger) war nach Entfernung der Narben und Streckung des Fingers ein Hautdefekt zu decken. Es wurde jeweils eine gestielte Lappenplastik durchgeführt, einmal gleichzeitig mit der Sehnenplastik (Fall 2) mit schlechtem, zweimal (Fall 6) in einer getrennten Sitzung vor der Sehnenplastik mit gutem Ergebnis.

Bei den Fällen, bei denen die Beugesehnen primär nicht völlig abgestoßen worden waren, wurde eine Tenolyse versucht. Auch wenn dies gelingt, ist eine Verlängerung notwendig, die wir dadurch erreichten, daß die Profundussehne so weit als möglich proximal in der Hohlhand durchtrennt wurde. Ihr distaler Anteil wurde mit dem möglichst lang gelassenen proximalen Stumpf der Superficialissehne durch einfache Naht vereinigt. Bei einer Patientin (Fall 3, Abb. 2a bis e) wurde mit dieser Methode ein gutes Ergebnis erzielt. Bei dem zweiten Fall entwickelte sich innerhalb von 3 Monaten ein Rezidiv der Kontraktur (Fall 2). Es wurde jetzt eine Arthro-

Tabelle 1

Fall	Name	Alter	Ge-schlecht	Hand	Finger	Operation	Ergebnis (aktive Gelenksbeweglichkeit)			Pulpa-Palm.-Abst. (mm)	Sper-rung
							MP	PIP (IP Daumen)	DIP		
1	S. E.	27	♀	re.	2	Kapsulotomie, Narbenexcision	Mangelhafte Durchblutung in Streckstellung			Amputation	
2	G. F.	34	♀	re.	3	Kapsulotomie und Lappenplastik, Tenolyse und Verlängerung durch Profundus-Superficialisnaht	Rezidiv der Kontraktur nach 3 Monaten			Arthrodese	
3	B. M.	39	♀	li.	4	Kapsulotomie, Tenolyse und Verlängerung durch Profundus-Superficialisnaht (Abb. 2a bis e)	90/180	90/150	170/180	28	15
4	W. F.	36	♀	re.	3	Kapsulotomie, Sehnentransplantation (Abb. 3a bis d)	95/180	90/160	160/180	15	0
5	H. W.	50	♂	re.	4	Sehnentransplantation (Abb. 4a bis c)	100/120	110/150	150/170	45	32
6	Z. R.	18	♂	re.	4	1. Lappenplastik 2. Sehnentransplantation	90/180	110/180	150/160	28	17
				re.	5	1. Lappenplastik 2. Sehnentransplantation	90/180	145/180	155/155	33	28
7	W. I.	27	♀	re.	4	Sehnentransplantation	90/180	90/135	110/140	17	10
				re.	5	Sehnentransplantation	90/180	90/160	120/170	5	0
8	W. A.	22	♂	re.	1	Sehnentransplantation	150/230 (Passiv 130/230) — 80%				

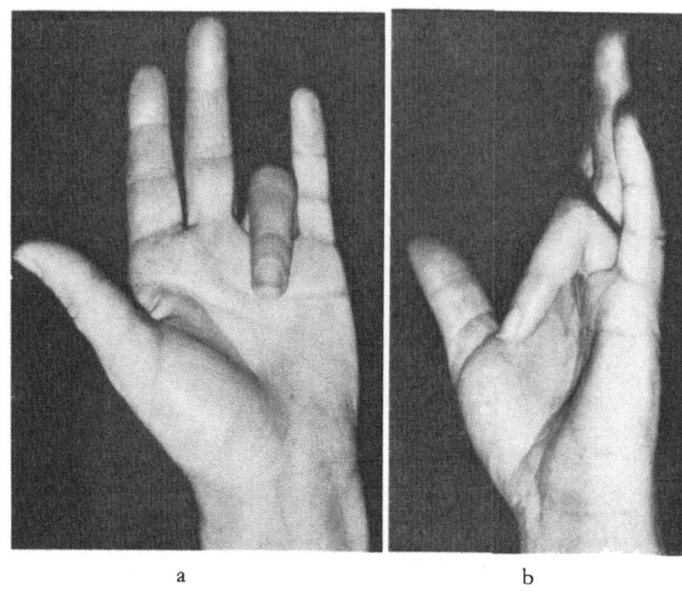

a   b

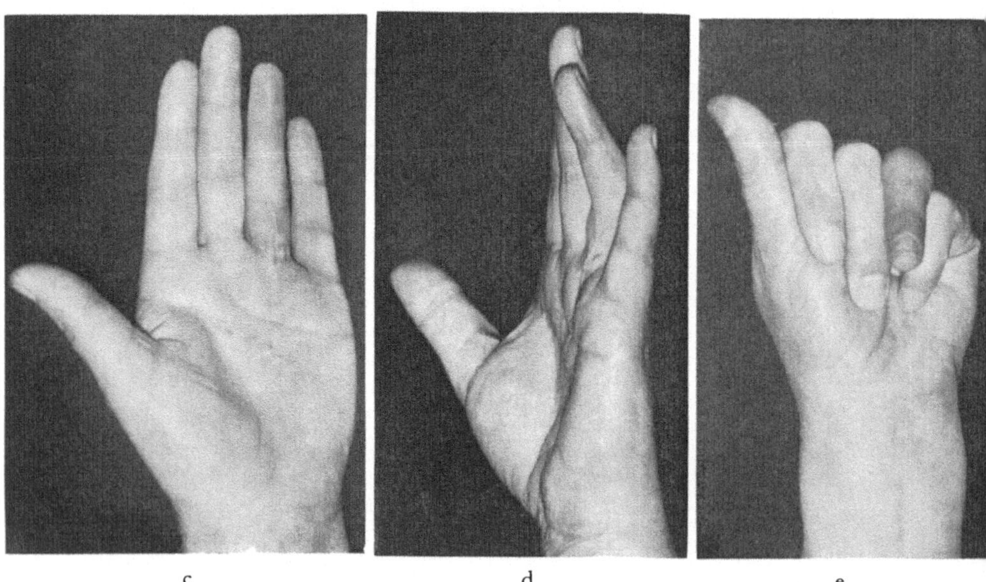

c   d   e

Abb. 2 a—e. Tendogene Kontraktur des linken Ringfingers bei einer 39jährigen Patientin nach Panaritium tendineum. Korrektur durch Tenolyse und Verlängerung durch Profundus-Superficialis-Naht. Ergebnis nach 7 Monaten (2c, d, e).

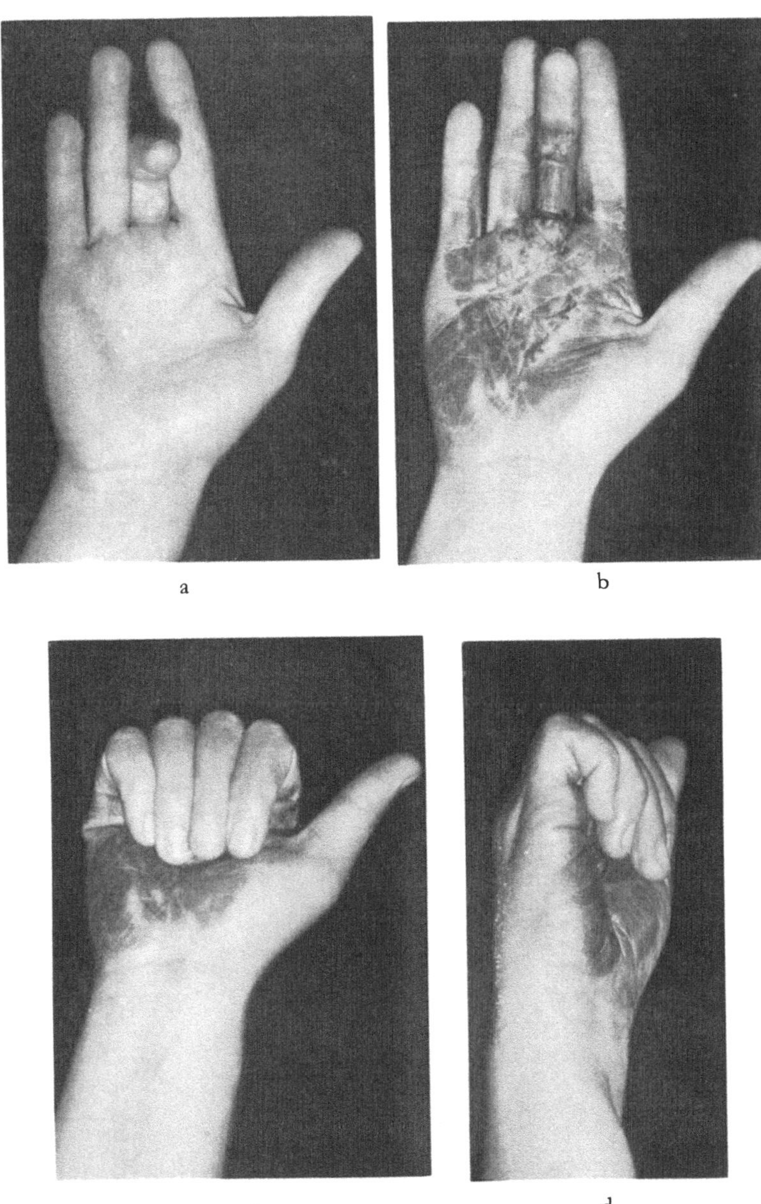

a   b

c   d

Abb. 3 a—d. Tendogene Kontraktur des rechten Mittelfingers 2 Jahre nach Panaritium tendineum bei einer 36jährigen Patientin. Korrektur durch freie Sehnentransplantation. Ergebnis zur Zeit der Drahtentfernung 10 Monate nach der Sehnenplastik (3 b, c, d).

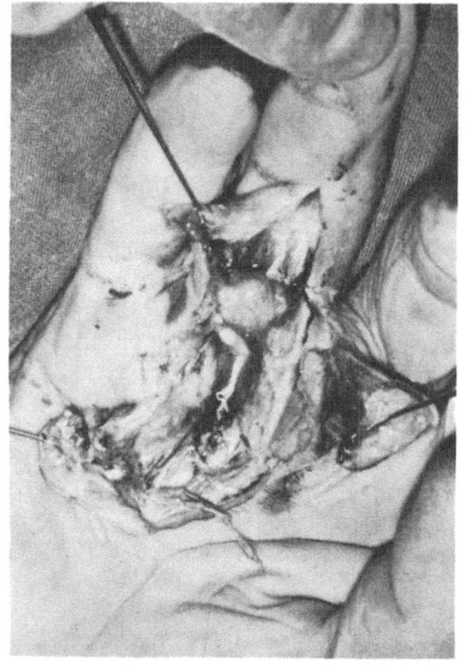

a

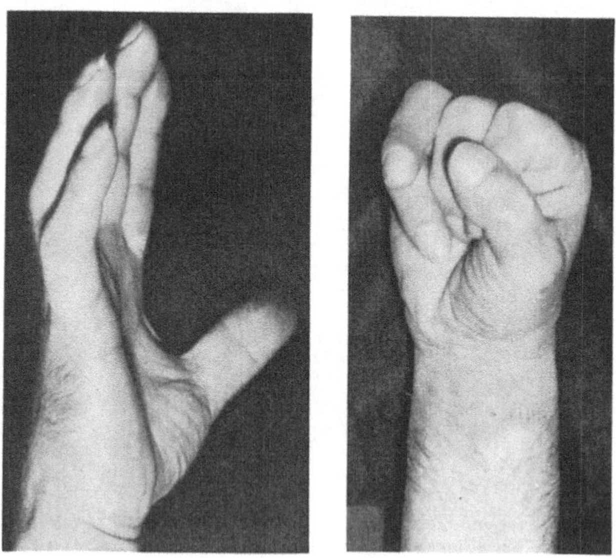

b   c

Abb. 4 a—c. Panaritium tendineum mit Nekrose der Beugesehnen am rechten Ringfinger bei einem 50jährigen Patienten. Nach 8 Monaten freie Sehnentransplantation. Ergebnis 7 Monate nach der Sehnenplastik (4 b, c).

dese in Mittelstellung ausgeführt. Bei den fünf restlichen Patienten (sieben Finger) wurden die zerstörten Beugesehnen durch freie Sehnentransplantation ersetzt (Abb. 3a bis d und 4a bis c), wobei die Methode der durchlaufenden Drahtnaht (MILLESI, 1963, 1964) verwendet wurde. Bei allen diesen Patienten war das funktionelle Resultat besser, als es mit Arthrodese bzw. Amputation erreicht worden wäre.

3. *Rekonstruktion der Fingerkuppe*

Bei drei Patienten bestanden Beschwerden beim Spitzgriff durch Narben im Bereich der Fingerbeere nach volaren Incisionen wegen Panaritium subcutaneum der Endphalange und zwar zweimal am Daumen und einmal am Zeigefinger. Die Narbe an der Zeigefingerkuppe beeinträchtigte die Berufsausübung des Patienten, der als Feinmechaniker eine stereognostische Sensibilität an diesem Finger benötigte. Es wurde daher nach Excision der Narbe ein Insellappen am Nervengefäßstiel von der Ulnarseite des Ringfingers in den Defekt an der Zeigefingerkuppe zur Einheilung gebracht. Bei den beiden anderen Fällen mit störenden Narben am Daumen wurde nach Excision der Narben eine gestielte Hautlappenplastik von der Seitenfläche des Zeigefingers durchgeführt.

4. *Wiederherstellung von Fingernerven*

Eine Patientin erlitt im Rahmen der Operation einer Hohlhandphlegmone eine Durchtrennung zweier Nn. digitales comuni in der Hohlhand mit entsprechendem Sensibilitätsausfall. Die Rekonstruktion erfolgte durch freie Verpflanzung von zwei 4 cm langen Nervenstücken (N. cut. fem. lat.) zur Überbrückung der Defekte. Rückkehr der Schutzsensibilität und ein positiver Ninhydrintest konnten nach einigen Monaten beobachtet werden.

5. *Hauttransplantation*

Bei sieben Patienten waren durch die operative Behandlung der Handinfektion Hautdefekte entstanden. Die Heilungstendenz solcher Hautdefekte ist im allgemeinen gut. Es bildet sich, wenn die Infektion beherrscht ist, bald ein breiter Granulationsgewebssaum. „Die Wunde granuliert gut", lautet dann die Eintragung in das Krankenblatt. Man vergißt nur zu leicht, daß sich das Granulationsgewebe in fibröses Gewebe umwandelt, sobald die Wunde epithelisiert ist. Die Narbenkontraktur fällt um so schwerer aus, je mehr fibröses Gewebe vorhanden ist. Man kann daher nicht nur die Heilungsdauer verkürzen, wenn man solche Wunden mit freien Hauttransplantaten deckt, sondern auch eine Narbenkontraktur verhindern. Die Hauttransplantation soll so früh wie möglich durchgeführt werden, bevor sich noch ein Granulationsgewebe entwickelt hat, also 3 bis 5 Tage nach der Operation der Eiterung. Sie kann ambulant in Lokalanästhesie mit dem

Thiersch-Messer durchgeführt werden und bedeutet kaum einen Aufwand. Es sollte daher häufiger von dieser Möglichkeit Gebrauch gemacht werden.

Eine zusammenfassende Betrachtung der geschilderten 24 Patienten erlaubt folgende Feststellungen:

1. Die Korrekturoperationen hätten bei einem Teil der Fälle bei korrekter Erstbehandlung vermieden werden können.

2. Auch bei sehr lange bestehenden Narbenkontrakturen ist eine völlige funktionelle Wiederherstellung möglich.

3. Beim Panaritium tendineum hängt das Schicksal der betroffenen Sehnen nicht nur von der Art der Erstbehandlung, sondern auch von dem Zeitpunkt ab, wann diese Behandlung einsetzt. Wenn die Sehne bereits geschädigt ist, kommt es je nach Schwere der Schädigung zur fibrösen Umwandlung oder zur Abstoßung. Die einfache Tenolyse narbig veränderter Sehnen, die mehrfach am Beginn der jeweiligen Operation versucht wurde, hat keine Aussicht auf Erfolg. Nur einmal führte eine Tenolyse mit Verlängerung der Sehne zu einem guten Ergebnis. In der Mehrzahl der Fälle mußte eine Sehnentransplantation durchgeführt werden. Die Wiederherstellung der Sehnen wurde durch korrekte Schnittführung bei der Erstoperation erleichtert. Je weniger Narbengewebe vorhanden war, um so besser war die Ausgangslage. Die Entfernung einer irreversibel geschädigten Sehne sollte daher nicht zu lange hinausgeschoben werden, um der Spontanabstoßung zuvorzukommen.

4. Die Deckung von Hautdefekten vor Auftreten von Granulationsgewebe kürzt die Krankheitsdauer ab, erlaubt eine frühzeitige Mobilisierung und vermindert die Neigung zur Versteifung von Hand- und Fingergelenken. Sie hilft Narbenkontrakturen vermeiden.

Zusammenfassung

Über Erfahrungen bei der Wiederherstellung von Folgen eitriger Entzündungen im Bereich der Hand wie Narbenkontrakturen, Sehnenschrumpfungen, Hautdefekten u. a. wird an Hand von 24 Fällen berichtet.

Literatur

Büchter, L., u. M. Mörl: Die eitrigen Entzündungen der Hand. Ätiologie, Verlaufsformen und funktionelle Spätergebnisse. Zbl. Chir. **89**, 1710 (1964).

—, u. H. Neef: Die eitrigen Entzündungen der Hand. Zbl. Chir. **89**, 1715 (1964).

Clarkson, P., and A. Pelly: The general and plastic surgery of the hand. Oxford: Blackwell Scientific Publications 1962.

Lamesch, A.: Die Infektionen der Hand. Med. Welt **1963**, 2429.

McCormack, R. M., R. J. Demuth, and P. H. Kindling: Flexor tendon grafts in the less-than-optimum situation. J. Bone Jt. Surg. **44 A**, 1360 (1962).

Millesi, H.: Zur Technik der freien Sehnentransplantation. Wien. klin. Med. **18**, 81 (1963).

— Zur Technik der freien Sehnentransplantation. Langenbecks Arch. klin. Chir. **309**, 40 (1965).

Robins, R. H. C.: Injuries and infections of the hand. London: Edward Arnold (Publishers) Ltd. 1961.
Schink, W.: Handchirurgischer Ratgeber. Berlin-Göttingen-Heidelberg: Springer 1960.
Thies, H. A., u. H. Neumann: Erfahrungen bei der Behandlung von Panaritien. Münch. med. Wschr. **106**, 243 (1964).

Dr. med. H. Millesi
I. Chirurgische Universitätsklinik
A-1090 Wien (Österreich)

Zur operativen Behandlung asymmetrischer Dysgnathien des Unterkiefers

Von E. Krüger

Asymmetrische Form- und Lageveränderungen des Unterkiefers sind meist nicht durch Routineoperationen, wie sie für die Progenie, den offenen Biß und die Mikrogenie angegeben wurden, erfolgreich zu behandeln. Das operative Vorgehen muß in solchen Fällen modifiziert und den Gegebenheiten der jeweiligen Situation angepaßt werden. Vielfach sind nach Herstellung normaler oder annähernd normaler Okklusionsverhältnisse noch Korrekturen der äußeren Gesichtskonturen notwendig.

Im Folgenden sollen vier Fälle mit asymmetrischen Dysgnathien beschrieben werden, deren operative Behandlung nur durch ein atypisches, von den üblichen Routineoperationen abweichendes Vorgehen möglich war.

Im ersten Fall (29jähriger Mann) bestand eine hochgradige Asymmetrie des Unterkiefers mit Seitenverschiebung des Kinns nach rechts und progener Stellung des Unterkiefers (Abb. 1a). Die Ursache dieser Fehlbildung war nicht zu eruieren. Die Formveränderung hatte sich allmählich nach dem Zahnwechsel entwickelt. Es handelte sich nicht um eine Überentwicklung der linken Kieferseite; bei dieser wäre eine Tieferlagerung des linken Kieferwinkels vorhanden gewesen (REICHENBACH, KÖLE und BRÜCKL). Hier war im Gegenteil auf der linken Seite eine starke Abflachung des Kieferwinkels mit Höherverlagerung feststellbar, während der rechte Kieferwinkel bedeutend tiefer stand. Beim Zusammenbiß okkludierte lediglich der linke obere Eckzahn ($+3$) mit dem linken unteren zweiten Prämolaren (-5). Die übrigen Zähne hatten keinen Kontakt miteinander; im Unterkiefer fehlten alle Molaren, im Oberkiefer links der zweite Prämolar und rechts die beiden Molaren. Die Mittellinie des Unterkiefers stand in der Sagittalebene in Höhe des rechten oberen Eckzahnes ($3+$), während der linke untere Eckzahn (-3) sich etwa in der durch die Mittellinie des Oberkiefers gekennzeichneten medianen Sagittalebene des Mittelgesichts befand (Abb. 2a). Man hatte den Eindruck, als sei der Unterkiefer durch eine am rechten Kieferwinkel nach unten und lateral und am linken Kieferwinkel nach oben und medial einwirkende Kraft unbekannter Genese „verbogen" worden. Die Kiefergelenke waren röntgenologisch unauffällig.

Ziel einer operativen Therapie mußte es sein, den Unterkiefer nach links zu verschieben und dabei den linken Kieferwinkel nach unten, den rechten dagegen nach oben zu verlagern. Modellstudien ergaben, daß durch Verschiebung des Unterkiefers in toto eine befriedigende Okklusion zu erzielen war. Als Methode der Wahl bot sich hier die Osteotomie im Bereich der aufsteigenden Äste an. Auf der rechten Seite wurde diese nach der von SCHUCHARDT seit 1953 angewandten Methode der vertikalen stufenförmigen Durchtrennung vorgenommen. Auf der linken Seite, wo gleichzeitig eine Verlängerung des aufsteigenden Astes notwendig war, haben wir eine retromolare Osteotomie nach DAL PONT durchgeführt, weil diese größere Anlagerungsflächen der Fragmente ergibt. Der mediale Knochenschnitt liegt dabei, wie bei der Osteotomie nach SCHUCHARDT, zwischen dem Foramen mandibulare und der Incisura semilunaris. Der laterale Schnitt wird jedoch nicht im aufsteigenden Ast, sondern im horizontalen Ast in Höhe des zweiten Molaren angelegt. Die beiden Knochenschnitte werden dann, wie bei der SCHUCHARDTschen Methode, durch einen dritten sagittalen Schnitt miteinander vereinigt. Die Operation nach DAL PONT läßt sich nur ausführen, wenn die beiden letzten Molaren im Unterkiefer fehlen; das war bei dem Patienten auf der linken Seite der Fall.

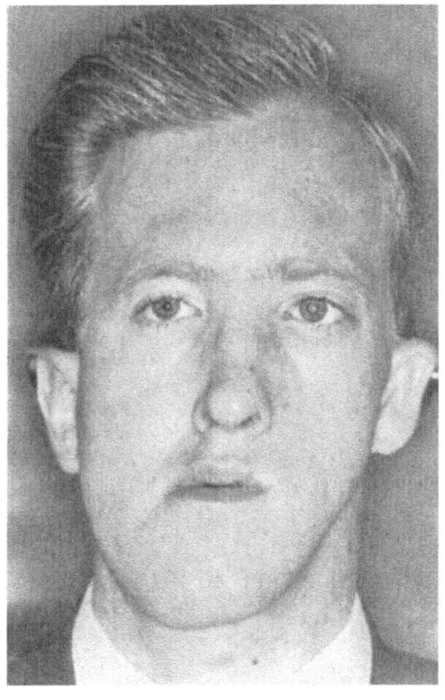 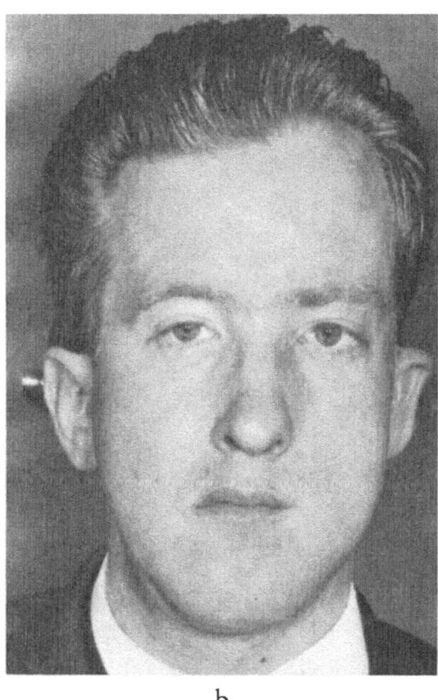

a   b

Abb. 1 und 2. Fall 1, 29jähriger Patient mit asymmetrischer Progenie

Abb. 1a u. b. Präoperativer äußerer Befund. b Nach Osteotomie in den aufsteigenden Ästen und Einlagerung von Rippenknochen auf den linken Unterkiefer

Nach der intraoral durchgeführten Durchtrennung des Unterkiefers auf beiden Seiten ließ sich die gewünschte Okklusion einstellen. Um einen guten Kontakt der Fragmente zu gewährleisten, haben wir auf jeder Seite je eine Drahtnaht angelegt. Die neue Position des Unterkiefers wurde durch intraorale Schienenverbände fixiert, die 8 Wochen getragen wurden. Nach Abnahme der Schienen zeigte sich eine leichte Öffnung der Okklusion auf der rechten Seite. Der durch die Operation erreichte Endzustand war hinsichtlich der Okklusion durchaus befriedigend (Abb. 2b). Eine kieferorthopädische Korrektur wird zur Zeit durchgeführt; nach ihrem Abschluß soll eine prothetische Versorgung erfolgen.

Nach der beschriebenen Operation, deren Hauptziel es war, die Okklusionsverhältnisse zu verbessern, war die Asymmetrie des Untergesichts noch nicht vollständig beseitigt. Dies wurde erst durch eine zweite Operation erreicht, bei der autoplastischer Rippenknochen dem linken horizontalen und aufsteigenden Unterkieferast buccal aufgelagert wurde (Abb. 1b).

Bei dem 29jährigen Patienten mit asymmetrischer Progenie und hochgradiger Okklusionsstörung wurde eine Osteotomie in den aufsteigenden Ästen, rechts nach Schuchardt und links nach Dal Pont, durchgeführt.

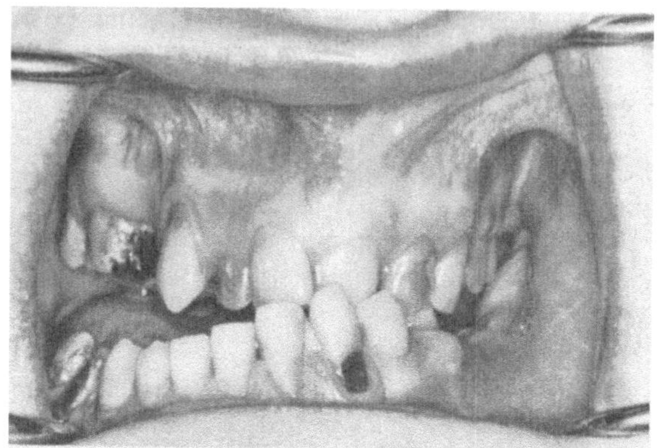

a

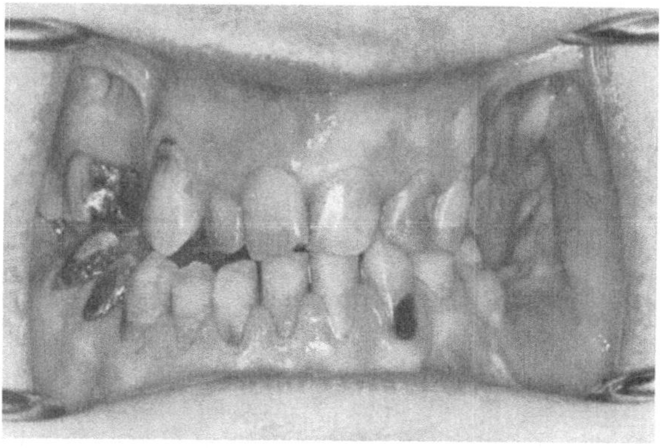

b

Abb. 2a u. b. a Präoperativ hochgradige Okklusionsstörung. Nur der linke obere Eckzahn (+3) hat Kontakt mit dem linken unteren zweiten Prämolaren (—5). b Okklusion nach Osteotomie in den aufsteigenden Ästen

Danach war es möglich, eine befriedigende Okklusion einzustellen und gleichzeitig den zu hoch stehenden linken Kieferwinkel tiefer und den zu tief liegenden rechten Kieferwinkel höher zu stellen. Die nach der Operation noch vorhandene Gesichtsasymmetrie wurde durch Einpflanzung von Rippenknochen, der der linken Unterkieferseite aufgelagert wurde, beseitigt.

Im zweiten Fall (19jähriger Mann) war die Deformierung des Unterkiefers noch stärker ausgeprägt. Das Kinn war etwas nach rechts verschoben und stark nach caudal verlängert. Eine progene Stellung war nicht vorhanden. Anamnestisch ergab sich, daß der Patient kurz nach der Geburt eine rechtsseitige Otitis media durchgemacht hatte, die anscheinend auf die Kiefergelenkgegend übergegriffen hatte. Röntgenologisch fanden sich eine Verkürzung des rechten aufsteigenden Astes (Abb. 3a) und eine leichte Deformierung des rechten Kiefergelenks. Beim Zusammenbiß bekamen lediglich die Molaren der rechten Seite miteinander Kontakt. In den übrigen Bereichen bestand ein offener Biß, der sein Maximum im linken Prämolarenbereich hatte. Der linke untere erste Prämolar (—4) fehlte.

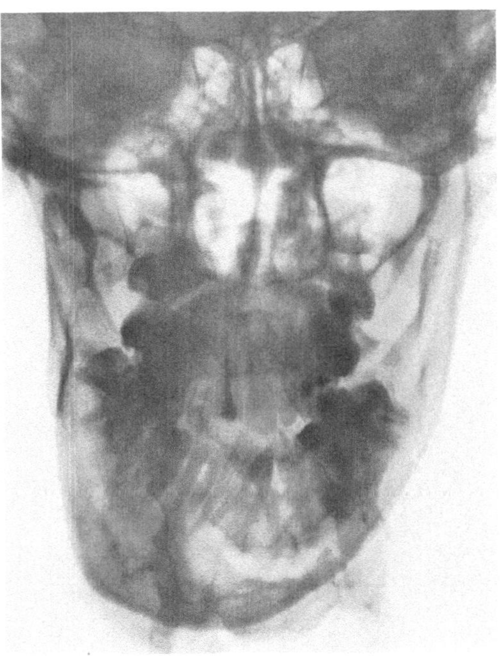

a

Abb. 3 und 4. Fall 2, 19jähriger Patient mit Asymmetrie des Unterkiefers nach Otitis media mit Epiphysenschädigung
Abb. 3a u. b. a Röntgenbefund präoperativ: Verkürzung des rechten aufsteigenden Astes und Kinnverschiebung nach rechts. b Röntgenbefund nach Osteotomie im linken horizontalen Ast und im linken aufsteigenden Ast

Zwischen dem linken unteren Eckzahn (—3) und dem linken unteren zweiten Prämolaren (—5) bestand eine winkelförmige Abknickung der Kauflächenebene des Unterkiefers. Die Mittellinie war im Bereich der unteren Schneidezähne nicht wesentlich verschoben. Die unteren Frontzähne waren mit den Kronen nach links geneigt; ihre Längsachsen zeigten wurzelwärts nach rechts (Abb. 4a). Es bestand der Eindruck, als hätte eine in der Gegend des linken unteren ersten Prämolaren ansetzende Kraft den Unterkiefer nach abwärts gezogen.

In diesem Fall bot sich die operative Durchtrennung des linken horizontalen Unterkieferastes zwischen Eckzahn (—3) und zweitem Prämolaren (—5) an. Das Modellstudium ergab, daß auf diese Weise eine Okklusion zu erzielen war. Nach

Durchsägung des Unterkiefermodells zwischen —3 und —5 ließen sich die beiden Modellteile mit dem Oberkiefermodell in Okklusion bringen.

Bei der extraoral durchgeführten Operation wurde der linke Unterkiefer zwischen —3 und —5 vor dem Foramen mentale nach von Eiselsberg stufenförmig durchtrennt. Danach zeigte sich, daß die Okklusion noch nicht eingestellt werden konnte, sondern daß noch zusätzlich eine Distalverschiebung des linken Fragments notwendig war. Um diese zu ermöglichen, wurde eine zweite Osteotomie im linken aufsteigenden Ast intraoral nach der Methode von Schuchardt

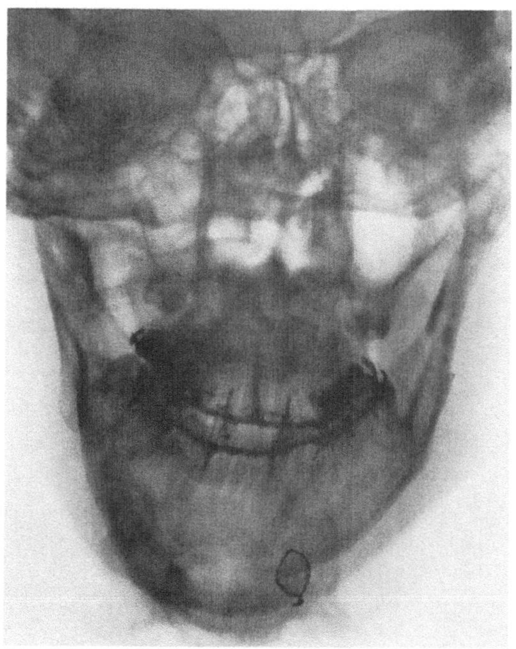

Abb. 3b

durchgeführt. Danach konnte die gewünschte Okklusion eingestellt und durch intraorale Schienenverbände sowie durch eine Drahtnaht an der Osteotomiestelle im linken horizontalen Ast fixiert werden. Auf der rechten Seite war eine Osteotomie nicht notwendig; das rechte Fragment ließ sich im Gelenk so weit drehen, daß die Zahnreihen miteinander Kontakt bekamen und das Kinn nahezu in der Mittellinie stand (Abb. 3b).

Die Schienenverbände wurden 8 Wochen getragen. Nach ihrer Abnahme öffneten sich die Zahnreihen geringfügig (Abb. 4b). Durch Einschleifen der Zähne konnte die Okklusion wiederhergestellt werden. Eine operative Abtragung des zu langen Kinns ist noch vorgesehen.

Der 19jährige Patient hatte kurz nach der Geburt eine rechtsseitige Otitis media durchgemacht, die auf die Kiefergelenkgegend übergegriffen hatte. Dadurch war es zu einer Wachstumshemmung mit Verkürzung des rechten aufsteigenden Unterkieferastes gekommen. Die Asymmetrie des

Unterkiefers war mit einer hochgradigen Okklusionsstörung verbunden.
Im Prämolarenbereich der linken Seite war bei —4 die untere Zahnreihe
winkelförmig abgeknickt. An dieser Stelle wurde eine stufenförmige
Durchtrennung des horizontalen Astes nach VON EISELSBERG vorgenommen. Eine zweite Osteotomie wurde im linken aufsteigenden Ast nach der

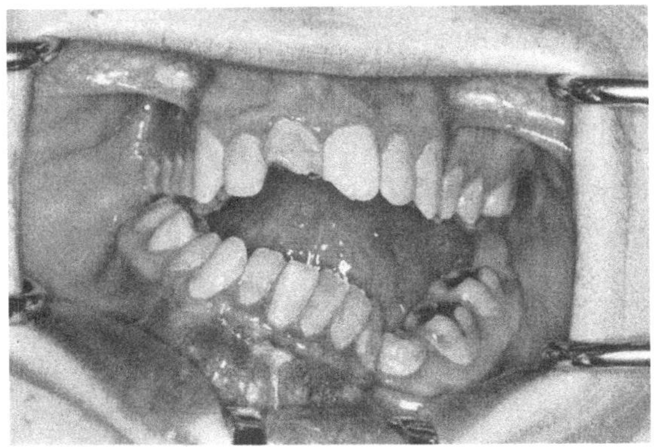

a

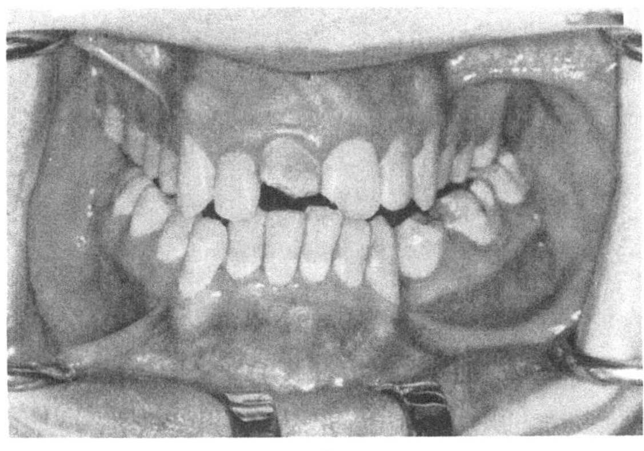

b

Abb. 4a u. b. a Hochgradige Okklusionsstörung. Lediglich die Molaren der
rechten Seite haben Kontakt. Winkelförmige Abknickung der unteren Zahnreihe
zwischen —3 und —5. b Okklusion nach Osteotomie im linken horizontalen Ast
bei —4 und im linken aufsteigenden Ast

Methode von SCHUCHARDT durchgeführt. Danach konnte eine annähernd
normale Okklusion eingestellt werden.

Der dritte Fall (21jährige Frau) zeigte einen offenen Biß im Bereich der Frontzähne und der ersten Prämolaren mit rechtsseitiger Progenie. Über die Ursache
war nichts bekannt. Äußerlich war ein verlängertes Kinn mit leichter Seiten-
abweichung nach links erkennbar (Abb. 5a). Intraoral fand sich im Frontzahnbereich ein offener Biß von 6 mm. Die Mittellinie des Unterkiefers war 6 mm

nach links verschoben (Abb. 6a). Auf der rechten Seite bestand ein Mesialbiß, der untere zweite Prämolar okkludierte mit dem oberen ersten Prämolaren und dem oberen Eckzahn. Weiter vorn war der Biß offen. Auf der linken Seite war im Molarenbereich ein Neutralbiß vorhanden. Vom unteren zweiten Prämolaren ab öffneten sich die Zahnreihen nach vorn (Abb. 7).

Modellstudien, wie sie von Angle sowie von Barrow und Dingman angegeben worden sind, ergaben, daß sich eine gute Okklusion nach beidseitiger Osteotomie im Bereich der unteren ersten Prämolaren einstellen ließ. Auf der rechten Seite war die Resektion eines trapezförmigen Segments (Thoma) not-

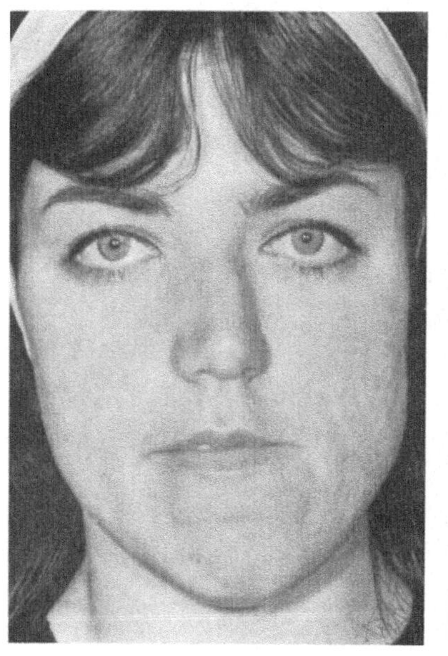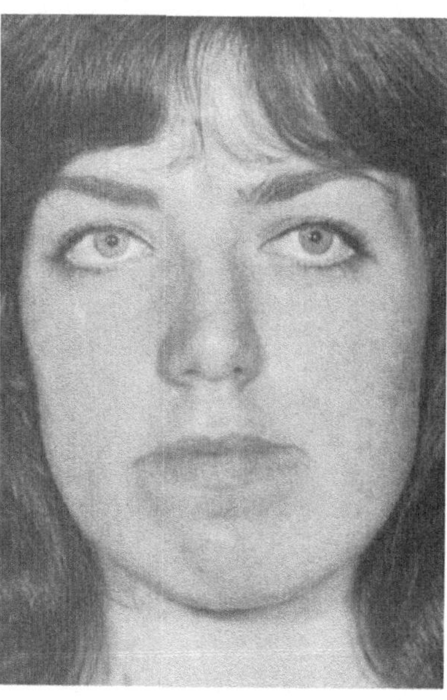

a   b

Abb. 5 bis 7. Fall 3, 21jährige Patientin mit rechtsseitiger Progenie mit stark verlängertem Kinn und offenem Biß
Abb. 5a u. b. a Präoperativer äußerer Befund. b Nach Osteotomie in den horizontalen Ästen bei 4— und —4

wendig (Abb. 7). Links lagen die Verhältnisse ungünstiger. Es zeigte sich an Hand der Modelle, daß hier eine Vorverlagerung des Frontzahnsegments um 2 mm notwendig war. Berücksichtigt man, daß der Spalt zwischen den Stumpfenden sich noch um die Breite der Osteotomielinie, also um mindestens weitere 2 mm, verbreitet, so muß man nach einfacher Durchtrennung des Unterkiefers damit rechnen, daß sich zwischen den Unterkieferstümpfen ein Spalt von mindestens 4 mm Breite befindet. Zur Vermeidung einer Diastase und der Gefahr einer Pseudarthrose wurde ein S-förmiger Knochenschnitt angelegt (Abb. 7), ähnlich der von Kazanjian und Converse für die Behandlung der Mikrogenie angegebenen Osteotomie.

Die Operation wurde auf der rechten Seite von extraoral durchgeführt. (Der erste Prämolar war auf dieser Seite bereits vor der Operation entfernt worden.) Vor dem Foramen mentale wurde ein genau auf dem Modell abgemessenes trapezförmiges Segment aus dem horizontalen Ast entfernt. Auf der linken Seite wurde von intraoral operiert. Der erste Prämolar wurde extrahiert und der Unterkiefer vor dem Foramen mentale S-förmig durchtrennt (gemäß Abb. 7). Danach ließ sich das Frontzahnsegment in Okklusion stellen. Die drei Unterkieferteile wurden durch intraorale Schienenverbände am Oberkiefer fixiert. Auf der rechten Seite hatten die Unterkieferstümpfe guten, auf der linken Seite noch ausreichenden

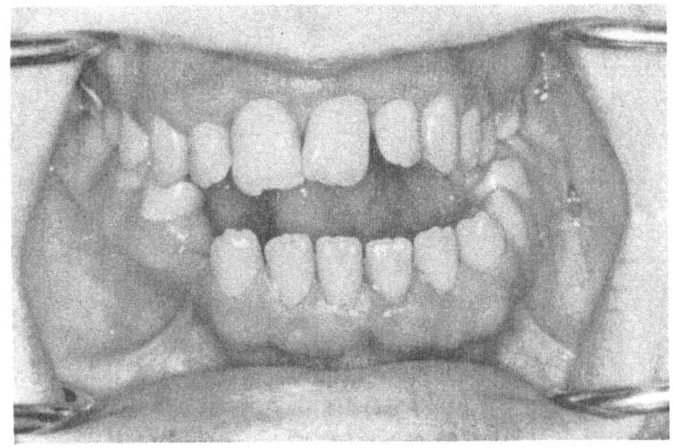

a

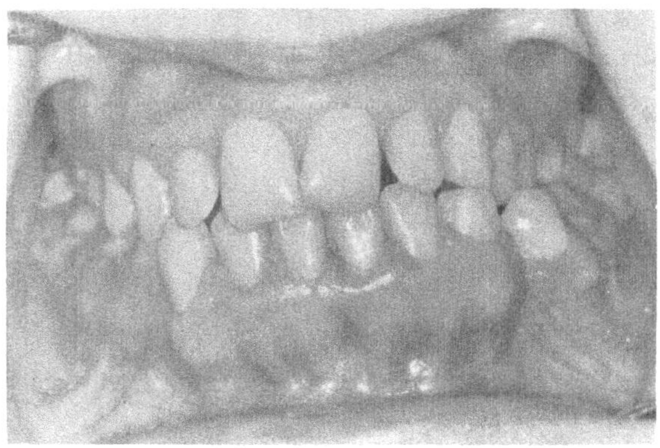

b

Abb. 6a u. b. a Rechtsseitige Progenie mit offenem Biß. 4— wurde bereits extrahiert. b Okklusion nach Osteotomie in den horizontalen Ästen bei 4— und —4

Kontakt. Durch die Operation wurde gleichzeitig eine Verkürzung des Kinns erzielt (Abb. 5b). Die Schienen wurden nach 8 Wochen abgenommen. Es zeigte sich, daß die Osteotomiestellen fest verheilt waren. Das Behandlungsergebnis (Abb. 5b, 6b und 7) veränderte sich nach Abnahme der Schienenverbände nicht mehr. Die Lücke im linken Unterkiefer soll noch durch eine Brücke geschlossen werden.

Bei der 21jährigen Patientin bestand eine rechtsseitige Progenie mit offenem Biß im Frontzahn- und Prämolarenbereich mit verlängertem Kinn.

Nach Extraktion der ersten Prämolaren wurde der Unterkiefer auf beiden Seiten osteotomiert. Auf der rechten Seite wurde ein trapezförmiges Segment vor dem Foramen mentale entfernt. Auf der linken Seite wurde eine S-förmige Osteotomie vor dem Foramen mentale durchgeführt, weil hier eine geringe Vorverlagerung des Frontzahnsegments notwendig war. Durch die Operation konnten Progenie und offener Biß im Frontzahnbereich beseitigt werden.

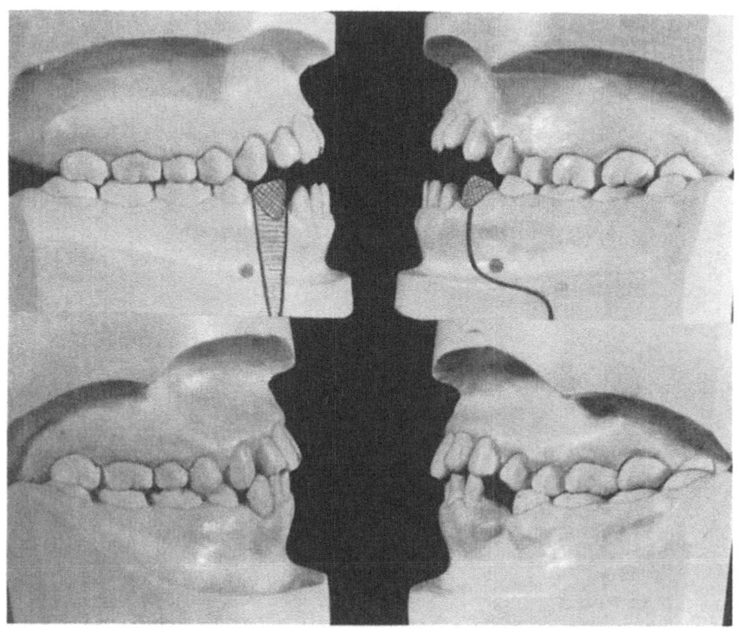

Abb. 7 Modelle vor und nach der Operation. Osteotomielinien bei 4— und —4 eingezeichnet. Auf der rechten Seite soll ein trapezförmiges Segment entfernt werden. Links ist eine S-förmige Osteotomie notwendig

Im vierten Fall (14jähriger Junge) handelte es sich um eine Unterentwicklung des linken Unterkiefers nach Osteomyelitis. Im Alter von 7 Jahren war es nach Extraktion eines Milchzahns (—V) zu einer Osteomyelitis des linken Unterkiefers gekommen, die erst nach einem halben Jahr abheilte. Durch den osteomyelitischen Prozeß war eine umfangreiche Knochendestruktion mit Schädigung vieler Zahnkeime entstanden. Bis auf den zweiten Prämolaren waren alle Zähne im linken Unterkiefer verloren gegangen, im rechten Unterkiefer fehlten die Schneidezähne. Während des weiteren Wachstums ergab sich eine erhebliche Verkürzung des linken Unterkiefers mit Kinnverschiebung nach links (Abb. 8a). Röntgenologisch fand sich eine Verkürzung des linken horizontalen Astes; der allein erhaltene untere zweite Prämolar (—5) okkludierte mit dem oberen zweiten Molaren (+7). Vom aufsteigenden Ast waren nur noch ein stark verkürzter Processus muscularis und Rudimente des Kieferwinkels vorhanden, der Processus articularis fehlte vollständig (Abb. 9a).

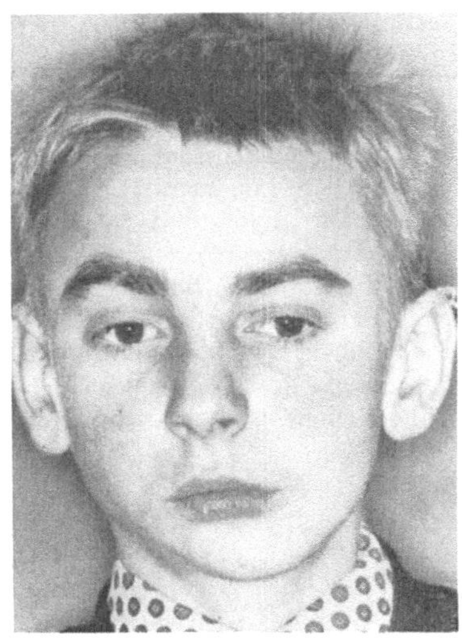
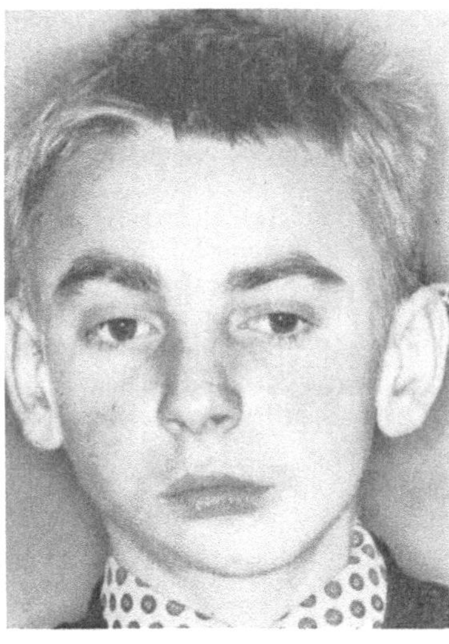

a   b

Abb. 8 bis 10. Fall 4, 21jähriger Patient mit Verkürzung des linken Unterkiefers nach Osteomyelitis

Abb. 8a u. b. a Präoperativer äußerer Befund. b Nach Verlängerung des linken aufsteigenden Astes durch ein homoioplastisches Knorpeltransplantat, das später durch autoplastischen Beckenkammknochen ersetzt werden soll

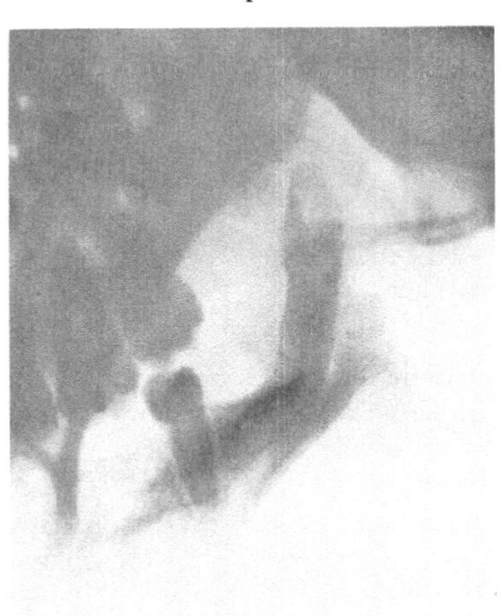
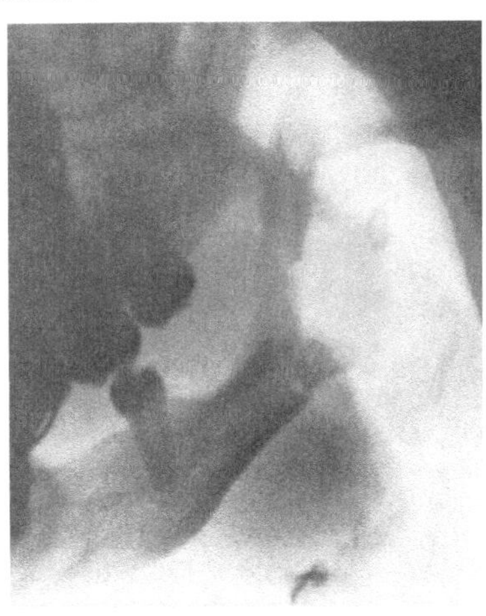

a   b

Abb. 9a u. b. a Röntgenbefund vor der Operation. Der Processus articularis fehlt. b Röntgenbefund nach Verlängerung des aufsteigenden Astes durch ein homoioplastisches Knorpeltransplantat (auf dem Röntgenbild nicht erkennbar). Der Processus muscularis wurde ebenfalls nach Osteotomie verlängert

Eine kieferorthopädische Behandlung hatte nur einen Teilerfolg, weil die kieferorthopädischen Apparate sich im Unterkiefer allein auf die erhaltenen fünf Zähne des rechten Unterkiefers (76543—) abstützen konnten. Infolge dieser

Überbelastung neigten sich die Zähne nach rechts. Wir wurden daher von kieferorthopädischer Seite gefragt, ob eine chirurgische Behandlung möglich sei.

Die Therapie besteht in einem solchen Fall gewöhnlich in einer Verlängerung des Unterkiefers durch Einpflanzung eines Beckenkammspanes. Dieser Eingriff kann aber erst mit Erfolg durchgeführt werden, wenn das Wachstum des Gesichtsschädels abgeschlossen ist. Die Osteoplastik wäre bei dem Jungen in etwa 5 Jahren indiziert. Um diese Zeit zu überbrücken, haben wir als temporäre Maßnahme den aufsteigenden Ast mit homoioplastischem Bankknorpel verlängert.

Von einem extraoralen submandibulären Schnitt wurde der linke Unterkiefer freigelegt. Der Processus muscularis wurde stufenförmig durchtrennt. Nach Ablösung des Periostschlauches mit den Muskelansätzen des Masseters und des Pterygoideus medialis ließ sich der gesamte Unterkiefer nach rechts verschieben. Der Processus articularis und der dorsale Anteil des aufsteigenden Astes, die nicht

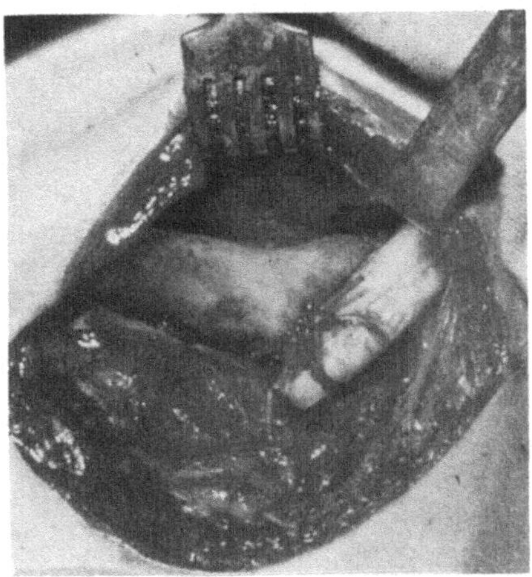

Abb. 10 Operationsfoto. Das homoioplastische Knorpeltransplantat ist hinter dem. Processus muscularis erkennbar

mehr vorhanden waren, wurden durch vitalen Bankknorpel, wie wir ihn zum Aufbau des atrophischen Alveolarfortsatzes im Unterkiefer verwenden (Krüger, 1964), ersetzt. Ein kräftiger Rippenknorpelspan wurde an dem dornartig vorspringenden Rest des Kieferwinkels mit Chromcatgutnähten befestigt. Das Transplantatbett wurde bis in die Gelenkgegend aufbereitet, so daß der Knorpelspan an der Schädelbasis eine Abstützung fand. Nach vorn hatte das Transplantat Kontakt mit den beiden Teilen des durchtrennten Processus muscularis (Abb. 10).

Zur Fixierung des Operationsergebnisses dienten intraorale Schienenverbände im linken Ober- und Unterkiefer, die 10 Wochen getragen wurden. Nach ihrer Entfernung trat eine Verschiebung des Unterkiefers nicht mehr ein. Das Kinn stand jetzt fast in der Mitte, die Gesichtsasymmetrie war weitgehend beseitigt worden (Abb. 8b). Der Unterkiefer war um eine Molarenbreite nach rechts verschoben worden (Abb. 9b). Der Patient hatte keinerlei funktionelle Störungen, der Mund konnte einwandfrei geöffnet und geschlossen werden. Die Weiterbehandlung wurde wieder von der kieferorthopädischen Abteilung übernommen. Nach 4 bis 5 Jahren soll das homoioplastische Knorpeltransplantat durch einen autoplastischen Beckenkammspan ersetzt werden.

Der 14jährige Junge hatte im Alter von 7 Jahren eine Osteomyelitis des linken Unterkiefers mit ausgedehnter Knochendestruktion und Schädigung der Zahnkeime durchgemacht; der Gelenkfortsatz war verloren gegangen. Es resultierte eine linksseitige Wachstumshemmung mit Kinnverschiebung nach links. Da eine kieferorthopädische Behandlung wegen der mangelhaften Bezahnung des Unterkiefers nur einen bedingten Erfolg hatte, wurde als temporäre Maßnahme eine Verlängerung des linken Unterkiefers durch Einpflanzung eines homoioplastischen Knorpelspans durchgeführt. Nach Abschluß des Schädelwachstums soll das Knorpeltransplantat durch einen autoplastischen Knochenspan vom Beckenkamm ersetzt werden.

Zusammenfassung

Es werden vier Fälle mit asymmetrischen Dysgnathien des Unterkiefers und ihre operative Behandlung beschrieben. Die bekannten Routineoperationen müssen bei solchen atypischen Fällen oft erheblich modifiziert werden. Das operative Vorgehen, das meist für beide Unterkieferseiten unterschiedlich ist, muß im Einzelfall auf Grund von Modellstudien sorgfältig geplant werden. Erstes Ziel der Behandlung muß es sein, eine befriedigende Okklusion einzustellen. Ist damit die Gesichtsasymmetrie noch nicht beseitigt, so ist gegebenenfalls ein weiterer Eingriff notwendig, der die Harmonisierung der Gesichtskonturen zum Ziel hat. Bei Mikrogenie kann der Unterkiefer im Wachstumsalter durch homoioplastischen Knorpel verlängert werden, der später durch autoplastischen Knochen zu ersetzen ist.

Literatur

ANGLE, E. H.: Zit. nach REICHENBACH, KÖLE und BRÜCKL.

BARROW, G. V., and R. O. DINGMAN: Orthodontic consideration in the surgical management of developmental deformities of the mandible. Amer. J. Orthodont. **36**, 121 (1950).

DAL PONT, G.: Die retromolare Osteotomie zur Korrektur der Progenie, der Retrogenie und des Mordex apertus. Öst. Z. Stomat. **58**, 8 (1961).

EISELSBERG, A. VON: Zit. nach REICHENBACH, KÖLE und BRÜCKL.

KAZANJIAN, V. H., and J. M. CONVERSE: The surgical treatment of facial injuries. Baltimore: Williams & Wilkins 1959.

KRÜGER, E.: Die Knorpeltransplantation. München: Hanser 1964.

REICHENBACH, E., H. KÖLE und H. BRÜCKL: Chirurgische Kieferorthopädie. Leipzig: Barth 1965.

SCHUCHARDT, K.: Die Chirurgie als Helferin in der Kieferorthopädie. Fortschr. Kieferorthop. **15**, 1 (1954).

— Experiences with the surgical treatment of some deformities of the jaws: Prognathia, Micrognathia and open bite. In Transactions of the International Society of Plastic Surgeons, Second Congress, p. 73. Edinburgh and London: Livingstone 1960.

THOMA, H. K.: Oral surgery. St. Louis: Mosby 1958.

Privatdozent Dr. Dr. E. KRÜGER
Kieferchirurg. Abt. der Univ.-Klinik und Poliklinik
für Mund-, Zahn- und Kieferkrankheiten
53 Bonn, Hans Böcklerstraße 5

Tierexperimentelle Untersuchungen
von Kollagenfilmnotverbänden

Von **H. E. Köhnlein** und **R. Lusche***

Die Erfahrung, daß bei großflächigen Verbrennungen nicht ausreichend Eigenhaut entnommen werden kann, um alle Brandwunden zu decken, und die Aufdeckung der engen Grenzen, die der homologen Hauttransplantation aus genetischen und immunologischen Gründen gesetzt sind, spornte immer wieder zur Suche nach geeigneten synthetischen Ersatzmaterialien an.

Am gewebefreundlichsten erwiesen sich im Tierexperiment auf Brandwunden Teflonfilzprothesen, in die das Wirtsgewebe mit zahlreichen Zellsprossen eindringen konnte (OTT). Allerdings traten nach längerem Haften reichlich Fremdkörperriesenzellen auf. Unbefriedigend verliefen Untersuchungen mit Ivalonschwämmen als Hautersatz. Das Granulationsgewebe durchsetzte den Schwamm niemals. Eine starke Exsudation und Schorfbildung ließ die Brandwunden austrocknen. Es resultierte das Bild eines minderwertigen Narbengewebes, das eine spätere Autotransplantation in Frage stellte (OTT, KÖHNLEIN und KLAUE).

In jüngster Zeit wurden tierische Kollagenfolien als Hautersatz diskutiert. Über die biologischen Eigenschaften des Kollagens wurde bisher nur wenig berichtet.

GRILLO erhielt morphologisch faßbare Resultate, als er die Kollagenfolien subcutan implantierte. Das Kollagen wurde dabei aus frischer Kälberhaut gewonnen und mit 5%iger Ammoniumchloridlösung extrahiert. Die Dermis wurde mit 0,5 molarer Essigsäure aufgelöst. Um dieses Kollagen erfolgte nach 24 Std eine Infiltration mit poly- und mononucleären Leukocyten. Am 4. Tag fanden sich fast nur noch mononucleäre Lymphocyten. Nach 8 Tagen bildete sich eine fibröse Kapsel und erst nach 43 Tagen wurde das Kollagen invadiert. HAMPERL und LUHR injizierten Versuchstieren lösliches Kollagen und beschrieben eine akute Entzündung mit serös-leukocytärem Exsudat um das Implantat. Nach dem 2. Tag klang jedoch diese Entzündung fibroblastär ab und das Kollagen wurde zunehmend abgebaut. Das reizlose Einheilen solcher Implantate und die Umwandlung in ortsständiges Gewebe wurde von LUHR und ROGGATZ bestätigt. Schon 1930 injizierte LOISELEUR Versuchstieren bovines Kollagen. Es ergaben sich sehr niedrige Titer komplementbindender Antikörper gegen die Spenderspecies. BATISTA konnte nach Implantation von Kollagenfilm überhaupt keine Antikörperbildung nachweisen. Hochgereinigte Gelatine, die das erste Ausfällungsprodukt des Kollagens darstellt, wurde experimentell als Plasmaexpander untersucht. Hierbei ergab sich allerdings eine schwache Gelatine-Antigelatinereaktion (MAURER). Die fehlende oder nur schwache Antigenität des Kollagens wird durch die che-

---

* Wir danken Herrn Prof. OEHLERT für Rat und Hilfe bei der histologischen Untersuchung unserer Präparate.

mischen und physikalischen Manipulationen, denen das Kollagen bei der Gewinnung und Reinigung unterworfen wird, erklärt (WAKSMAN). Infolge dieser immunologischen und morphologischen Beobachtungen erscheinen Kollagenfolien zur temporären großflächigen Wundabdeckung besonders geeignet. BENJAMIN, PAWLOWSKI und BECKER brachten Nylon- oder Stahlnetze in experimentell gesetzte Wunden und fanden nach etwa 3 Monaten eine reichliche Kollagenablagerung in den Netzräumen. Mit dieser Netzfolie konnte anschließend erfolgreich autotransplantiert werden. Diese günstigen Ergebnisse bildeten die Grundlage für die technische Herstellung boviner Kollagenfolie.

Wir transplantierten schon vor einigen Jahren mit Nylonnetzen stabilisierte bovine Kollagenfilme auf Mäuse. In kurzer Zeit kam es zu einer heftigen Abwehrreaktion des Transplantatträgers gegen diese Folie, die nach 8 bis 9 Tagen hart wurde und Risse zeigte. Außerdem bildeten sich schmierige Beläge und dicker Schorf. Die Transplantate wurden im Durchschnitt nach 10 Tagen abgestoßen. Nach Angaben von WANKE und GRÖTZINGER fehlt bei Kollagenplatten ohne diese Kunststoffnetzgewebe eine gröbere entzündliche Reaktion. Auffällig waren bei ihren Versuchen die spärlichen Granulationen mit mangelhafter Vascularisation und die rasche Proteolyse der basalen Filmschichten.

Das Hauptproblem bestand darin, die Folie vor Austrocknung zu bewahren und sie weich und geschmeidig in engem Kontakt mit dem Wundbett zu halten. Die Firma Braun, Melsungen, entwickelte nun in Zusammenarbeit mit THIELE, Kiel, eine neue Kollagenfolie. Hierbei handelt es sich um eine schaumige Folie, auf die eine kompakte Kollagenschicht dünn aufgezogen ist. Dieser neuartige Film (CO 165) scheint theoretisch geeignet, die bislang aufgetretenen Probleme zu lösen. Er gewährt einen Schutz vor Austrocknung durch die geschlossene harte Kollagenplatte, Elastizität, Plastizität und genügende Festigkeit durch Fällung und Wiederausrichtung der Moleküle; engen und bleibenden Wundkontakt durch zusätzliche Fixierung mit einem Gewebekleber am Wundrand; genügende Porengröße der schwammigen dicken Unterschicht, um Granulationsgewebe einsprossen zu lassen, und Gewebefreundlichkeit durch schwache Antigenität. Für eine Verwendung von CO 165 als temporären Hautersatz bei großflächigen Brandwunden spricht erstens die Möglichkeit der technischen Herstellung in beliebigen Mengen und Ausmaßen, zweitens die unbegrenzte Haltbarkeit in Plastiktaschen, drittens die Sterilisierbarkeit, viertens die klinischen Aspekte wie verkürzte Wundheilung, Verhinderung von Elektrolyt- und Proteinverlust mit Wundaustrocknung sowie die Möglichkeit, als Vehikel für Antibiotica und andere Medikamente zu dienen. Schließlich könnte durch lokale Wundabdeckung die drohende Gefahr der Allgemeininfektion und Autointoxikation beseitigt werden. Zu einer erfolgversprechenden späteren Autotransplantation bliebe genügend Zeit.

Für unsere Untersuchungen wurden weiße, etwa 30 g schwere normale Zuchtmäuse benutzt. Alle Tiere erhielten Wasser ad libitum sowie Altromintrockennahrung. Jedes Tier wurde nach der Operation in einem desinfizierten Einzelkäfig untergebracht, an dessen Glaswand die aufgebrachten Transplantate nicht abgerissen werden konnten.

Alle Operationen wurden in Äthernarkose ausgeführt. Mit einem Kupfer-
stempel von 1,5 cm Durchmesser wurden an der rasierten befeuchteten Rückenhaut der Mäuse mit einem Kupferkolben von 80° Temperatur in 20 sec Kontakt-
zeit drittgradige Verbrennungen erzeugt. Die Brandmarken waren am 6. Tag
soweit demarkiert, daß ein Debridment vorgenommen werden konnte. Das Brandareal wurde bis auf die Rückenmuskulatur von nekrotischem Gewebe gesäubert
und dann mit der Kollagenfolie der Firma Braun, Melsungen, versorgt. Die Folie
stand in Form von kreisrunden Plättchen von 1,5 cm Durchmesser und 3 bis 4 mm
Dicke zur Verfügung. Jedes Plättchen wurde in einer sterilisierten Einzelplastik-
tasche in einer Lösung von Glycerin-Sterilisationsmittel und Wasser schwimmend
aufbewahrt. Das Folienplättchen ist ein Kollagenregenerat, das aus Schweine- und
Kalbshaut isoliert, gelöst, gereinigt und wieder gefällt wurde. Nach einem paten-

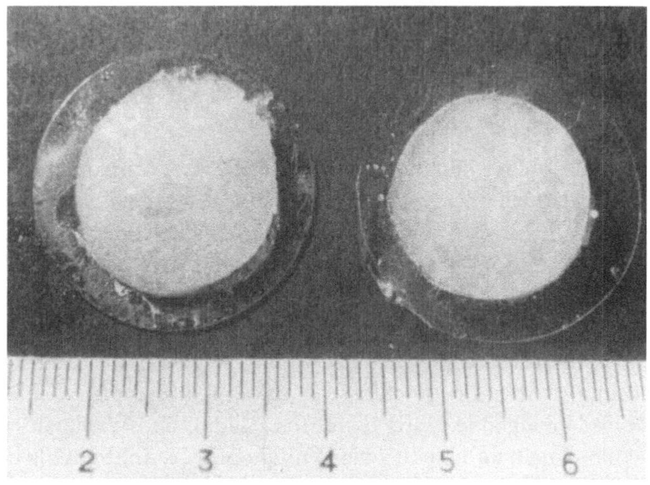

Abb. 1. Kollagenplättchen. Links schaumig lockere Unterfläche. Rechts homogene
Geloberfläche mit überstehender PCV-Ringfolie

tierten Verfahren (THIELE, H. DBP 1,011853) werden dabei die Moleküle so ausgerichtet, daß eine gewisse physikalische Festigkeit resultiert. Die Kollagenfolie
bestand aus drei Schichten. Erstens aus einer basalen dicken Kollagenplatte von
schaumähnlicher Struktur, die das Einwachsen von jungem Granulationsgewebe
gestatten sollte und die zur Vermeidung einer vorzeitigen Lysis mit Aldehyd ge-
gerbt worden war. Zweitens aus einer harten dünnen Platte aus Kollagengel,
welche die spongiöse Folie bedeckt, um eine unerwünschte Oberflächenverdun-
stung bzw. Austrockung der Wunde zu vermeiden. Drittens aus einem aufgezo-
genen PVC-Ring, welcher überstehend eine ausreichende Fixation des Plättchens
auf dem Wundrand erleichtern sollte (Abb. 1). Die Folien wurden mittels der
überstehenden Ringfolie mit einem sterilen Wundkleber fixiert. Der verwendete
Gewebekleber, „Histokoll T 100 B" ist ein Alkyl-Zwei-Cyano-Acrylat-Monomer,
dessen Klebeeffekt durch eine dünne Polymerisationsschicht zwischen dem be-
rührten tierischen Gewebe und dem PVC-Ring ausgeübt wird. Die Klebestellen
müssen dabei blut- und fettfrei sein. Nach dünnem Auftragen mit einem silikoni-
sierten Glasstäbchen wurde der Wundrand und die PVC-Ringfolie mit einer
chirurgischen Pinzette etwa 30 sec lang adaptiert. Diese Zeitspanne erwies sich

für eine haltbare Verklebung als ausreichend. Die histologischen Befunde wurden aus lebensfrischem Gewebe erhoben, welches sofort nach Abtötung der Tiere in neutraler Formalinlösung fixiert wurde. Die durchschnittlich 5 μ starken Schnitte wurden in Paraffin eingebettet und mit Hämatoxilineosin gefärbt.

Befunde

1. *Vergleichsserie* (50 Tiere): Bei 50 weißen Mäusen wurde, wie oben geschildert, eine kreisrunde Verbrennung am Rücken gesetzt. Die nekrotischen Hautareale wurden am 6. Tag excidiert. Nach dem Debridment blieb die Wunde unversorgt. Jeden 2. Tag wurden bei jeweils zwei Tieren Probeexcisionen bis über das Wundrandgebiet entnommen.

Makroskopische Befunde: Auf der Wundfläche zeigte sich zunächst eine dünne rot-braune trockene Membran aus Fibrin und geronnenem Blut. Am 6. bis 8. Tag nach dem Debridment war ein dicker gelber Schorf entstanden, der durchschnittlich am 13. Tag nach dem Debridment abgestoßen wurde. Es verblieb eine dünnere gelbe Schorfschicht. Durch Schrumpfung und Epithelisierung unter dem Schorf schloß sich die Wunde. Es resultierte im Durchschnitt am 24. Tag eine charakteristische stern- bis streifenförmige Narbe.

Histologisch zeigte sich als Antwort auf die Gewebsalterationen mit Gewebsuntergang ein massives Auftreten von polynucleären Leukocyten, die den Fibrinschorf und das erhaltene Gewebe infiltrierten. Am Grunde der Wunde und der Wundränder zeigte sich lockeres Granulationsgewebe. Die Fibrinschicht wurde von jungen, von Fibroblasten begleiteten Capillarsprossen durchdrungen. Am 8. Tag hatte sich vom randständigen Epithel eine Dünnschicht von neugebildeten Zellformationen zwischen das nun gut vascularisierte Granulationsgewebe und den Schorf geschoben. Der Defekt wurde dann von einer dünnen regenerativen Epithelschicht verschlossen.

2. *Serie*: Brandwunden, die mit einer zweischichtigen Kollagenfolie CO 65 ohne Weichmacherzusatz versorgt wurden. Wie in der ersten Serie wurden bei je 50 weiblichen und 50 männlichen weißen Mäusen nach der bereits beschriebenen Methode genormte Verbrennungen gesetzt. Am 6. Tag nach der Verbrennung und erfolgtem Debriment wurde die Kollagenfolie aufgeklebt (Abb. 2). Von den 100 zur Beobachtung gelangenden Tieren mußten 17 Tiere, denen es gelungen war, das Transplantat anzufressen, ausgeschieden werden.

In den ersten 10 Tagen zeigten sich am Transplantat nur Veränderungen des Farbtones. War dieser nach 48 Std noch weiß-gelb, so wurde er durchschnittlich am 10. Tag braun-rot. Die Folie haftete fest auf dem Empfängerbett. Die angeklebte PVC-Ringfolie fiel etwa am 8. Tag von selbst ab, wobei sich die Klebestelle nicht mehr von der unversehrten Haut unterschied. Etwa vom 10. Tage an wurde ein zunehmender Wandel der zunächst homogenen glatten und trockenen Folienoberfläche beobachtet (Abb. 3). Einzelne gelblich-bräunliche Aufbuckelungen traten auf. Die peripheren Transplantatränder wurden abgehoben und fielen ab. Am 18. Tag zeigten sich deutliche Rißbildungen und eine zunehmende konzentrische Verkleinerung der Folie. Am 22. Tag nach der Transplantation waren im Durchschnitt nur noch linsen- bis hirsekorngroße Transplantatreste verblieben (Abb. 4). Am 26. Tag zeigte sich schließlich wieder das Bild einer reizlosen Narbe. Eine Superinfektion wurde lediglich in zwei Fällen beobachtet.

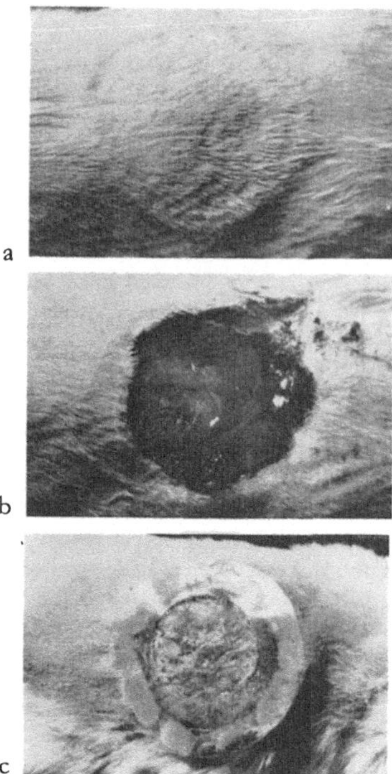

Abb. 2a—c. a kreisförmige Demarkation der Brandwunde 3 Tage nach der Verbrennung. b Brandwunde nach erfolgtem Debridment am 6. Tag mit randständiger Sickerblutung. c Kollagenplättchen 48 Std nach der Transplantation. Trockene weiß-gelbe Oberfläche. Sehr gute Fixation durch die PVC-Ringfolie

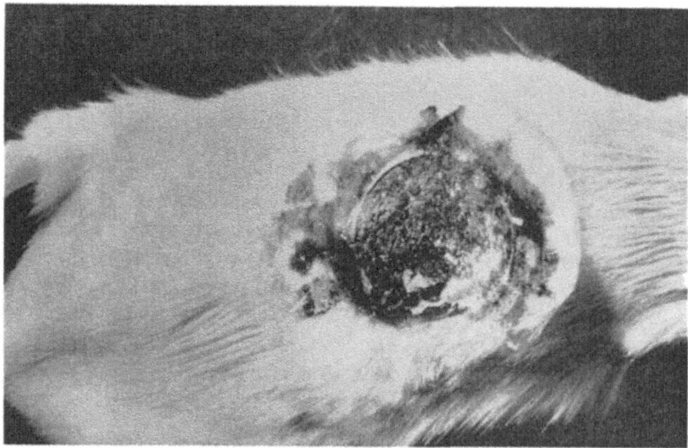

Abb. 3. Bräunlich-rot verfärbtes Transplantat nach 10 Tagen. Teilweiser Verlust des PVC-Ringes und des Kollagens

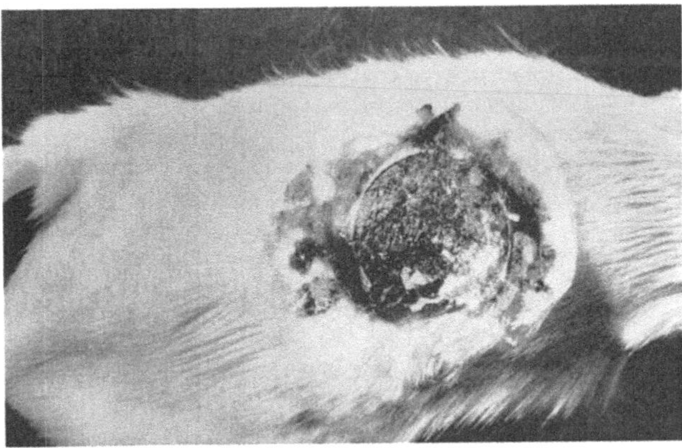

Abb. 4. Stark verkleinertes Transplantet und reizloses Wundgebiet nach 20 Tagen

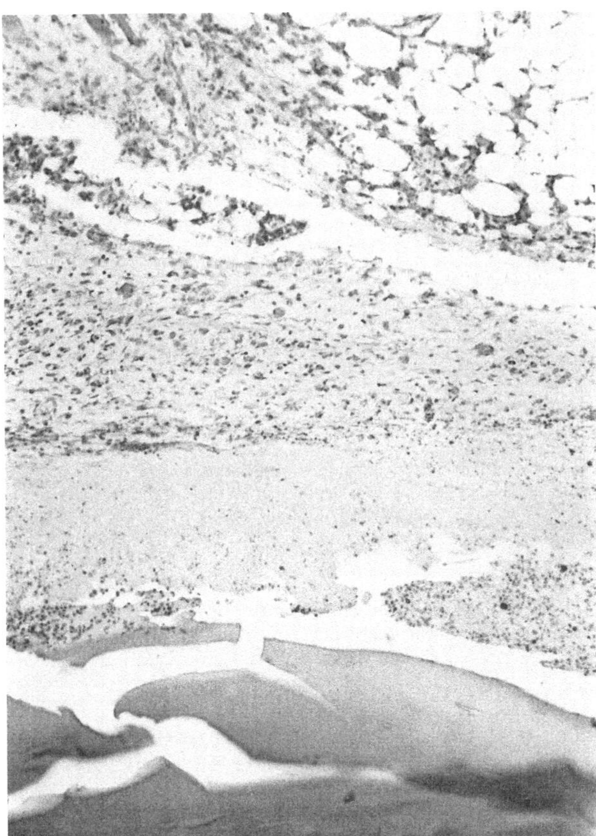

Abb. 5. 2. Tag nach Transplantation, Hämatoxylin-Eosinfärbung, Vergr. 40 ×.
Zwischen der homogenen Tranplantatunterfläche und dem ödematös aufgelocker-
ten Fett-Bindegewebe des Wundbettes liegt ein entzündliches Ödem mit Fibrin-
abscheidungen und zahlreichen gelapptkernigen Leukocyten

Mikroskopische Befunde: In den ersten Tagen war lediglich eine zum Teil ausläuferartig in die Transplantatporen einstrahlende frische Blutung und eine starke Exsudation mit suspendierten polynucleären Leukocyten zwischen Transplantat und Empfänger nachzuweisen (Abb. 5). Am 4. Tag fand sich ein dichter, rein leukocytärer Demarkationssaum an der gesamten Transplantatunterfläche. Vereinzelt ließen sich Vacuolenbildungen im Wirtsgewebe nachweisen. Die durch

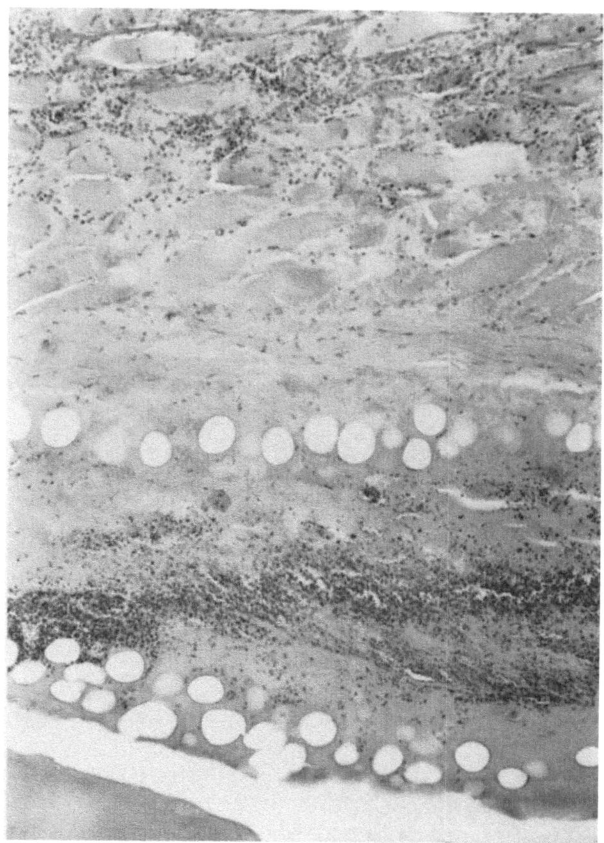

Abb. 6. 4. Tag nach Transplantation, Hämatoxylin-Erosinfärbung. Vergr. 40 ×. Breiter Saum gelapptkerniger Leukocyten und von Kerntrümmern zwischen Transplantat und Unterlage. Eindringen von Leukocyten in das Transplantat. Entzündliche Infiltration der Muskulatur.

die Verbrennung nekrobiotische Muscularis wurde von einem massiven leukocytären Infiltrat zangenartig umfaßt. Unter und zwischen den Nekrosen zeigten sich frische Blutungen (Abb. 6). Am 8. Tag hatte eine starke phlegmonöse Entzündung diffus alle Schichten durchsetzt. Die Vacuolenbildung war erheblich fortgeschritten (Abb. 7). Am 12. Tag schob sich von seitlich her unter das in HE-Färbung leuchtend hellrot gefärbte Transplantat eine Epithelzunge vor. Das Transplantat zeigte weiterhin unverändert seine Zweischichtung. Im Empfängergewebe fanden sich frische Granulationen mit zahlreichen Fibroblasten, die reichliche Capillarneubildungen begleiteten. Am 16. Tag nach der Transplantation fanden sich an der basalen Folienschicht immer noch demarkierende Leukocyten, die aber teils schon zerfallen oder im Zerfall begriffen waren. Die Angriffszone der Zellen am sonst unveränderten hellroten Transplantat deutete sich als schwacher blau-violetter basaler Saum an.

Am 20. Tag nach der Transplantation finden sich in der Transplantatsubstanz

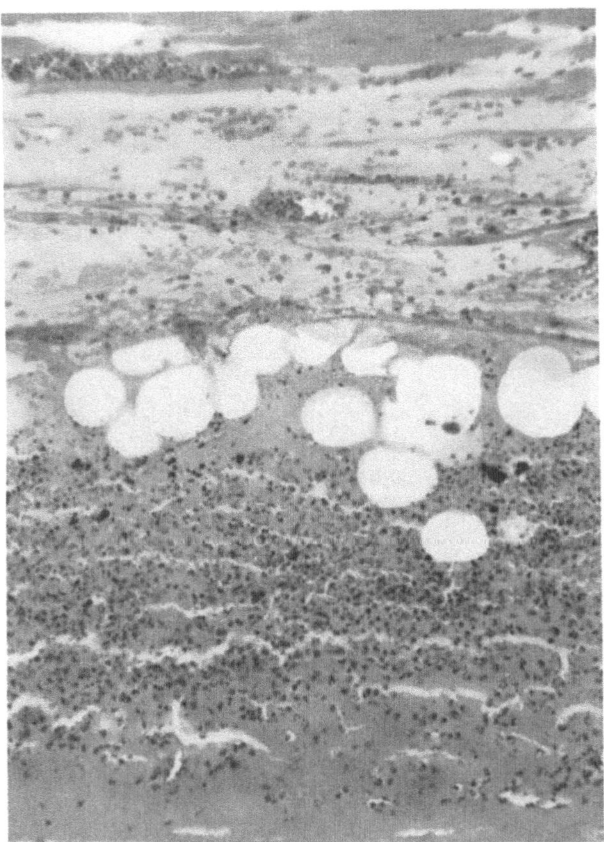

Abb. 7. 8. Tag nach Transplantation. Hämatoxylin-Eosinfärbung. Vergr. 100×.
Eindringen gelapptkerniger Leukocyten ins Transplantat

viele zerfallene Leukocyten, unter der Folie ein massiver Kernschuttwall. An den Rändern ist die Reepithelisierungszone weiter fortgeschritten und bedeckt ein faserreiches, gut vascularisiertes Granulationsgewebe (Abb. 8). Am 24. Tag ist der Defekt fast völlig durch neues dünnes Epithel verschlossen. Unter diesem findet sich ein fasrig, parallel zur Oberfläche gerichtetes Narbengewebe. Die coagulierte Muscularis in der Tiefe der Wunde wird bindegewebig durchsetzt. Zwischen den Granulationen sieht man nur noch wenige, teils lympho-, teils leukocytäre Entzündungszellen. Am 28. Tag ist das kernarme Narbengewebe unter dem dünn epithelisierten Defekt völlig entzündungszellfrei.

Histologisch wurde die Kollagenfolie in keinem Fall genügend proteolysiert, um nachdrängendem Granulationsgewebe ein Einsprossen zu ermöglichen. Die primäre Hitzeläsion mit nachfolgenden tiefgreifenden Nekrosen hatte die zu erwartende heftige leukocytäre Entzündung hervorgerufen. Es zeigte sich jedoch eine ungleich massivere celluläre Reaktion, als in der Vergleichsserie. Auffallend war unter der luftdichten Abdeckung die lange Zeitdauer der intensiven phlegmonösen Entzündung sowie die außerordentlich starke und andauernde Ödemisierung.

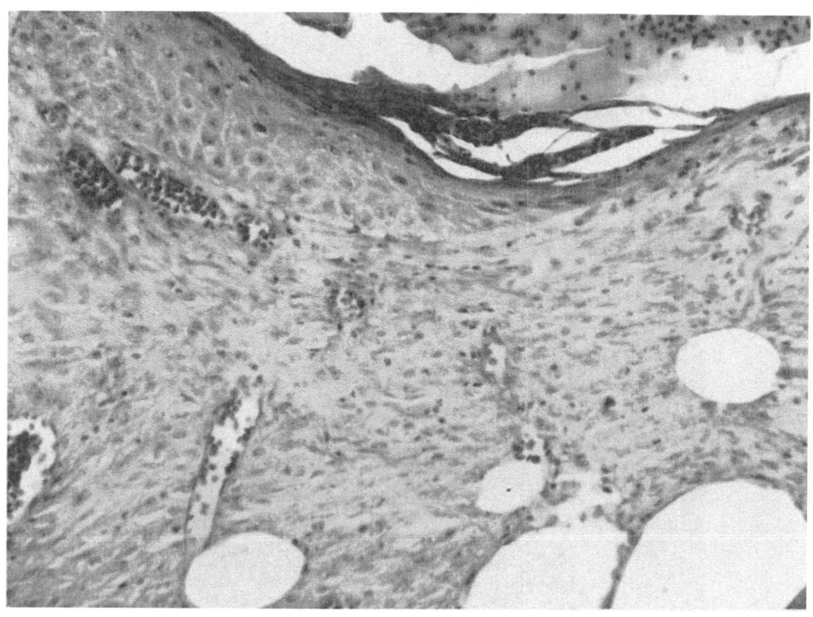

Abb. 8. 14. Tag nach Transplantation. Hämatoxylin-Eosinfärbung. Vergr. 100 ×. Randständiges, hyperplastisches Plattenepithel und Epithelzunge über neu gebildetem Bindegewebe, unter dem Transplantatrest

3. *Serie*: In einer weiteren Serie wurden wiederum je 50 männliche und 50 weibliche Tiere nach Debridment der Rückenbrandwunden mit einer zweischichtigen Kollagenfolie versorgt, der Elastin als Weichmacher zugesetzt worden war.

Bei dieser Folie traten schon nach wenigen Tagen Aufbuckelungen der Transplantatoberfläche auf. Die Folie blieb aber glatt und zeigte keine Einrisse. Die PVC-Ringe waren noch nach 2 Wochen völlig erhalten. Erst am 20. Tag waren alle PVC-Ringfolien abgefallen. Die sternförmige Narbenbildung nach Abfall des Transplantates war am 25. Tag beendet.

Die mit Elastin-Kollagenfolie versorgten Tiere zeigten somit eine durchschnittliche Abheilquote, die nur um einen Tag gegenüber der Vergleichsserie mit offenen unbehandelten Wunden und den mit reinem Kollagen behandelten Wunden verschoben war. Als Ausdruck einer erhöhten Geschmeidigkeit blieb das Transplantat in seiner ganzen Größe wesentlich länger erhalten als in der zweiten Serie. Eine Reepithelisierung des Defektes wurde dadurch nicht gestört.

Mikroskopisch zeigte sich, daß die cellulären Reaktionen im zeitlichen Ablauf denen der ersten Serie entsprachen, aber noch ausgeprägtere Formen hatten. Bereits am 2. Tag fand sich eine massive demarkierende leukocytäre Entzündung unter dem deutlich zweischichtigen Transplantat. Am 4. Tag durchsetzte diese Entzündung phlegmonös alle Schichten. Unter der Folie fand sich ein dichter Saum zugrundegegangener Leukocyten. Am 8. Tag zeigten sich im Gegensatz zur zweiten Serie im reichlichen Exsudat auch Lymphocyten. In den weiteren Präparaten glich der histologische Heilverlauf, Granulation und Reepithelisierung dem in der zweiten Serie.

Auffällig war in dieser Serie lediglich das frühe Auftreten von Leukocyten, das in der zweiten Serie nicht beobachtet werden konnte. Offensichtlich handelt es sich hier um eine Folge des Elastinzusatzes. Die Transplantate wurden wiederum nicht proteolysiert.

4. *Serie*: 25 Tiere erhielten nach Abheilung der mit Kollagenfolie versorgten Wunden und erneutem Setzen von Brandwunden ein zweites Kollagentransplantat. Hierdurch sollte herausgefunden werden, ob der Wirtsorganismus durch das Kollagen sensibilisiert worden war. Makroskopisch stellten sich jedoch wieder erst am 10. Tag die bereits bekannten Veränderungen am Transplantat ein. Histologisch zeigte sich ein reichliches Auftreten von Lymphocyten. Die initiale starke leukocytäre Entzündung mit massiver Exsudation und Ödemisierung entsprach völlig der Reaktion auf das Ersttransplantat. Auch in dieser Serie war das Wundbett am 26. Tag von dünnem Epithel geschlossen. Der Heilverlauf bei den Zweittransplantaten entsprach mikroskopisch und makroskopisch also weitgehend der Ersttransplantation. Die Zahl der Lymphocyten war jedoch erhöht, was als ein Zeichen geringer Antikörperbildung gedeutet werden muß.

Diskussion

Die experimentellen Befunde bei 275 Versuchstieren konnten die theoretischen Erwartungen in die neue Zweischichtenfolie (CO 65) aus tierischem Kollagen nur teilweise bestätigen. Von entscheidender Bedeutung erscheint die bereits in früheren Versuchen (bei Verwendung von mit Nylonnetz verstärkter Kollagenfolie) beobachtete, außerordentlich heftige leukocytäre Reaktion des Transplantatträgers gegen die Kollagenfolie kurze Zeit nach der Transplantation. Die diesen Befunden von GRÖTZINGER und WANKE entgegengehaltene, physiologische initiale leukocytäre Reaktion nach traumatischer Wundsetzung überschreitet jedoch hier bei weitem die Grenzen des Heilplanes einer Wunde. Es fand sich ein massiver leukocytärer Demarkationssaum, starke Exsudation und reichliche Vacuolenbildung. Der rasche Zerfall der Granulocyten am Kollagen (Hamperl, Luhr, Roggatz) erwies sich als grober Kernschutzwall unter der Folie. Die in dem Kollagen befindlichen Leukocyten waren immer im Zerfall begriffen oder bereits zerfallen. Eine von Grötzinger und Wanke in Versuchen bei Schweinen, wobei die Kollagenfolie zusätzlich mit feuchten Verbänden bedeckt wurde, beobachtete leukocytäre fibroblastäre Invasion in den Fremdkörper und dessen Organisation zu ortsständigem Gewebe, konnte an unseren Transplantaten bei Mäusen nicht beobachtet werden. Fremdkörperriesenzellen, die bei alloplastischen Materialien fast regelmäßig erscheinen, waren nicht nachzuweisen. Eine lebhafte Proteolyse der basalen Kollagenschicht, die von Grötzinger und Wanke an ähnlichen Folien beschrieben wurde und die quasi als Leitschiene für nachwachsendes Granulationsgewebe dienen könnte, fehlte bei unseren Folien völlig. Trotz der porös gestalteten basalen Kollagenlage konnte das Granulationsgewebe in keinem Fall in das Transplantat immigrieren. Der luftdichte Wundabschluß bewirkte mit dem Effekt der feuchten Kammer eine auffällig lange Exsudation und eine verstärkte Proliferation, allerdings auch einen Rückstau des nekrotischen Materials. Dies wies sich als eine langdauernde, phlegmonös entzündliche Reaktion auf die Coagulationsnekrose der tieferen Muskelschichten aus. Percival konnte gleiches beobachten. Die kräftige Exsudation war nach 8 bis 12 Tagen abgeklungen. Nach 3 Wochen bedeckte das auf dem Defekt verbliebene Transplantat ein entzündungsfreies, gut durchsaftetes Ersatzgewebe. Histologisch erschien dies Gewebe für eine erfolgreiche Autotransplantation durchaus geeignet, zumal sich die Folie ohne Defektsetzung von der Wunde lösen ließ und damit das frische Granulationsgewebe am Wundgrund erhalten blieb.

Die Experimente mit Zweittransplantaten ergaben zwar ein reichlicheres Auftreten von Lymphocyten, jedoch sonst keinen Hinweis auf eine massive Sensibilisierung des Wirtes. Wird dem Transplantat zur Erhöhung der Geschmeidigkeit Elastin zugesetzt, so zeigt sich eine deutliche Verstärkung der leukocytären Reaktion.

Leider ist die schaumig gestaltete Unterschicht der Folie nicht geeignet, Granulationen einwachsen zu lassen. Die Porengröße des Transplantates kann technisch noch nicht gesteuert werden (auftretendes Hydrolysationswasser bildet diese Hohlräume). Die Porengröße und Gestalt bleibt daher dem Zufall überlassen. Auf die außerordentlich wichtige Bedeutung der Porengröße für die Gewebspenetration in Transplantate wiesen Meridino u. Mitarb. aber ausdrücklich hin. Ungünstig ist außerdem die Tatsache zu beurteilen, daß die relativ weiche Kollagenfolie durch Situationsnähte leicht durchschnitten wird. Als Ausweg bietet sich hier das Aufkleben der Transplantate an. Die überraschend lange Verweildauer der Kollagenfolie ermöglichte eine reizlose vollwertige Ausheilung unter dem Transplantat. Das Abheben der Folie vom Rande her ging mit dem Überhäutungsvorgang parallel. Führt man sich das relativ kurze Haften von Homoiotransplantaten — die durchschnittlich nach dem 14. Tag abgestoßen werden — vor Augen, dann wird der Vorteil der Folie deutlich. Hinzu kommt das relativ günstige morphologische Bild, wenn erst einmal die zunächst auftretende ausgeprägte Entzündung abgeklungen ist. Die langsam fortschreitende Austrocknung der Folie mit Rißbildungen kann nach GRÖTZINGER durch Auflagerung von in physiologischer Kochsalzlösung getränkten Kompressen weitgehend verhindert werden. Bei klinischer Anwendung der Folie hatten wir jedoch den Eindruck, daß dadurch das Angehen der Infektion unter der Kollagenfolie eher gefördert als verhindert wird.

Zusammenfassung

Bei 275 weißen Mäusen wurden standardisierte kreisrunde drittgradige Verbrennungen an der Rückenhaut gesetzt. 6 Tage nach der Verbrennung wurde das Brandareal excidiert und mit einer Kollagenfolie von identischem Durchmesser bedeckt. Nach anfangs auftretender starker leukocytärer Abwehrreaktion bildete sich mit Abklingen der Entzündung unter der Folie frisches Granulationsgewebe. Die Folien wurden im Durchschnitt nach 25 Tagen abgestoßen. Zu diesem Zeitpunkt war die Verbrennungswunde unter der Folie vom Rande her epithelisiert.

Die Folie bietet folgende Vorteile: Sie ist technisch in beliebigen Mengen und Ausmaßen herstellbar sowie in sterilen Plastiktaschen unbegrenzt haltbar. Sie verhindert sofort den Elektrolyt- und Proteinverlust aus einer Brandwunde und könnte als Vehikel für lokale Antibioticatherapie dienen. Die Wundheilung wird durchschnittlich um einen Tag verzögert. Bei wiederholter Anwendung wird der Wirtsorganismus nur gering sensibilisiert. Bei ausreichendem Wundkontakt haftet die Folie bis zur Reepithelisierung auf dem Wirtsgewebe und gewährt befriedigenden Schutz vor Infektionen.

Es sind jedoch weitere Untersuchungen bei möglichst großflächiger Verwendung einer modifizierten Folie notwendig. Dabei müssen folgende Probleme gelöst werden: 1. Verhinderung der Austrocknung der Folie und des damit verbundenen Elastizitätsverlustes ohne zusätzliche Anwendung von feuchten Verbänden. 2. Erhöhung der ungenügenden Festigkeit. Das Material ist nicht nähbar, eine großflächige Aufbringung beim Menschen ist daher erheblich erschwert. 3. Auflockerung der basalen schwammigen Schicht im Sinne einer gesteuerten Porengröße.

Die erhebliche leukocytäre Entzündung stellt allerdings eine Belastung des Wirtes dar. Möglicherweise droht hier bei großflächiger Anwendung Demarkation und Abstoßung.

Literatur

Aldrich, R. H.: The role of infection in burns. New Engl. J. Med. **208**, 299 (1953).

Allgöwer, M., u. J. Siegriest: Verbrennungen. Berlin-Göttingen-Heidelberg: Springer 1957.

Battista, A. E.: The reaction of various tissues to implants of a collagen dervate. Canad. J. Res., E. **27**, 94 (1949).

Benjamin, H. B., Pawlowski, and A. B. Becker: Collagen as temporary dressing and blood vessel replacement. Arch. Surg. **88**, 725 (1964).

Bloch, W.: Wundheilungsprobleme. Berlin-Göttingen-Heidelberg: Springer 1959.

Blocker, T. G., and V. Blocker: New concepts in burn physsiology and burn treatment. Progr. Surg. (Basel) **3**, hrsg. von M. Allgöwer.

Bürkle de la Camp: Zur örtlichen Behandlung der Verbrennungskrankheit. Hefte Unfallheilk. **71**, 79 (1962).

Burri, C., M. Allgöwer und W. Roth: Die Herstellung steriler Gewebshomogenate und ihre Prüfung im Tierversuch. Z. ges. exp. Med. **138**, 92 (1964).

Chardack, W. M., G. Fazekas, D. A. Bruske, and A. P. Santamauro: Experimental studies on synthetic substitutes for skin and their use in the treatement of burns. Ann. Surg. **155**, 127 (1962).

Doerr, W.: Pathologie der herznahen großen Gefäße. In Das Herz des Menschen. (Hrsg. von Bargmann, W., u. W. Doerr), Bd. II, S. 953f. Stuttgart: Thieme 1963.

Grözinger, K. M., u. C. P. Artz: Übersicht über den gegenwärtigen Stand der Verbrennungsbehandlung. Mschr. Unfallheilk. **67**, 121 (1964).

Hamperl, H., u. H. Luhr: Die Kollagenplombe I. Implantation rekonstruierter Fasern. Klin. Wschr. **42**, 12 (1964).

Harrison, J. H., S. Swanson, and A. F. Lincoln: A comperison of tissue reactions to plastic materials. Arch. Surg. **74**, 139 (1957).

Hernandez-Richter, J., H. Struck und H. Sixt: Über Heilung und Beeinflussung experimentell gesetzter Wunden durch lösliches Kollagen. Virchows Arch. path. Anat. **339**, 198 (1965).

Jackson, D., E. Topley, J. S. Cason, and E. J. Lowbury: Primary excision and grafting of large burn. Ann. Surg. **152**, 167 (1960).

Jörlin, g. B., and K. E. Hogeman: Effect of EDH-adhesive on wound healing in rats and guineapigs. Acta chir. scand. **129**, 123 (1965).

Kaspar, F., u. E. S. Bücherl: Erfolgreiche Homoiotransplantation von Haut bei jungen Ratten. Bruns' Beitr. klin. Chir. **209**, 1 (1964).

Köhnlein, H. E.: Die Möglichkeiten der Homoio-, Hetero- und alloplastischen Transplantation bei der Behandlung von Schwerstverbrannten. Hefte Unfallheilk. **80**, 184 S (1965).

— Experimentelle Untersuchungen mit Schweinehautheterotransplantaten und bovinen Kollagenfilmtransplantaten. Langenbecks Arch. klin. Chir. **308**, 1012 (1965).

Klaue, P.: Tierversuche zur Verbrennung mit Polyvenylschwamm. Inaugural-Dissert. Freiburg 1965.

Leidberg, N. C. F., E. Reiss, and C. P. Artz: Infection in burns: Septicemia a common cause of death. Surg. Gynec. Obstet. **99**, 151 (1954).

Loiseleur, J.: Sur les prorietés antigénique de collagéne et leur modifications sous l'action de l'émanation du redium. C.R. Soc. Biol. (Paris) **103**, 776 (1930).

Luhr, H. G., u. H. Hamperl: Die Kollagenplombe, II. Implantation von zerkleinerten nativen Sehnenfasern. Klin. Wschr. **42**, 109 (1964).

MARGGRAF, W.: Sofort- und Spätmaßnahmen nach Hitzeschäden. Langenbecks Arch. klin. Chir. **308**, 49 (1964).

MAURER, D. H.: Antigenity of gelatin in rabbits and other species. J. exp. Med. **100**, 515 (1954).

NASSIF, A. C.: An adhesive for repair of tissues. J. surg. Res. **5**, 109 (1965).

NOVAK, u. ZABORSKY: Über die Leichenhautkonservierung für Homoplastik bei Brandverletzten. Zbl. Chir. **89**, 99 (1964).

OETTEL, H.: Biologische Probleme bei der Implantation von Kunststoffen. Langenbecks Arch. klin. Chir. **304**, 900 (1963).

OTT, G.: Alloplastischer Hautersatz mit porösen Kunststoffen. Langenbecks Arch. klin. Chir. **305**, 61 (1963).

PERCIVAL, MOTGOMERY, and PODDS: Atlas of histopathology of the skin. Livingston Ltd. 1962.

REHN, J., u. L. KOSLOWSKI: Praktikum der Verbrennungskrankheit. Vorträge aus der prakt. Chirurgie, 57. Heft. Ferdinand Enke Verlag.

ROGGATZ, J.: Die Kollagenplombe, III. Homo- und Heterotransplantation rekonstruierter Fasern. Klin. Wschr. **43**, 111 (1965).

ROSS, O. A., and C. J. WALKER: Histochemical studies of themal injury on rat skin. Proc. Soc. exp. Biol. (N.Y.) **82**, 379 (1952).

SCHMID, M. A.: Die Grundsätze der plastischen Deckung großer Verbrennungsdefekte. Hefte Unfallheilk. **71**, 46 (1962).

WAKSMAN, B. H., and H. L. MASON: The antigenity of collagen. J. Immunol. **63**, 427 (1949).

WANKE, M., u. K. H. GRÖZINGER: Kollagenfolien als temporärer Hautersatz. Klinische und pathoanatomische Untersuchungen. Klin. Wschr. **43**, 975 (1965).

WATSON, R. F., and S. ROTHBARD: The antigenity of rat collagen. J. exp. Med. **99**, 535 (1954).

WITTELS, W.: Möglichkeiten des großflächigen Hautersatzes in klinischer und experimenteller Sicht. Klin. Med. (Wien) **9**, 17 (1962).

Dr. H. E. KÖHNLEIN
Chirurg.-Univ.-Klinik
7800 Freiburg/Brsg.

Die Alloarthroplastik und ihre speziellen Indikationen

Von **G. Friedebold**

Der Beeinträchtigung der Funktion eines chronisch deformierten Gelenkes und damit des Leistungsvermögens des Kranken liegen *drei* Symptome zugrunde, deren Ausmaß den verbliebenen Wert des geschädigten Gelenkes bestimmen:

1. Der Schmerz,
2. Die Einschränkung der Beweglichkeit = Kontraktur,
3. Die Instabilität.

Die gleichen Kriterien sind auch für die Beurteilung von Erfolg oder Mißerfolg einer therapeutischen Maßnahme entscheidend. Grad und Anteil dieser Symptome am chronischen Gelenkschaden beeinflussen daher als *primärer* Faktor die Indikationsstellung.

Der Entschluß zur Arthrodese fällt leichter, wenn ein schmerzhaftes Gelenk nur noch geringe Beweglichkeit aufweist, da durch den Eingriff dann keine Funktionseinbuße erlitten, vielmehr durch Erlangung einer schmerzfreien und stabilen Situation eine Leistungssteigerung erzielt wird. Bei gleichem Lokalbefund kommt jedoch die Arthrodese eines Hüftgelenkes nicht in Frage, wenn auf der Gegenseite kein ausreichend bewegliches Gelenk mehr zur Verfügung steht, da die doppelseitige Hüftsteife eine schwere Beeinträchtigung des gesamten Leistungsvermögens darstellt. Die Situation erfordert wenigstens auf einer Seite einen plastischen Eingriff mit dem Ziel der Wiederherstellung ausreichender Beweglichkeit.

Die funktionelle Abhängigkeit nicht nur der Gelenke der einzelnen Extremitäten untereinander, sondern auch die Einbeziehung der Gegenseite sowie der Wirbelsäule, die sich veränderten statischen Verhältnissen anpassen muß, ist als *sekundärer* Faktor für die Indikationsstellung von wesentlicher Bedeutung. Daneben gibt es *tertiäre* Faktoren, die in der Gesamtpersönlichkeit des Kranken gelegen sind: Lebensalter, Geschlecht, Beruf, Konstitution, stabile Stoffwechsel- und Kreislaufverhältnisse sowie nicht zuletzt die psychische Einstellung.

Die Abgrenzung aller einzelnen Faktoren, die die Wahl des geeigneten Behandlungsverfahrens, vor allem der richtigen Operationsmethode bestimmen, setzt ständige Beschäftigung mit der Gesamtproblematik und eine praktische Erfahrung voraus, die nur an dem umfangreichen Krankengut einer großen Fachklinik erworben werden kann. Ist das Krankengut klein oder läßt die Klinik ihrer Struktur nach nicht die Anwendung aller konservativen und operativen Möglichkeiten zu, besteht zwangsläufig die Gefahr einseitiger Beurteilung und monomaner Einstellung gegenüber bestimmten Behandlungsverfahren, bis schließlich die Indikation auf diese Verfahren zugeschnitten wird.

Von den drei Kriterien, die als Primärfaktoren die Indikation bestimmen, sind allein Kontraktur und Instabilität objektivierbar. Die ausschließliche Bewertung des subjektiven Symptoms „Schmerz" für die Anzeigestellung zur Durchführung eines differenten Eingriffs ist ebenso schwer vertretbar wie die alleinige Berücksichtigung des Röntgenbildes. Trotzdem finden nicht selten „Fernberatungen" statt, die sich auf Röntgenbild und subjektive Angaben stützen, die entscheidenden objektiven Kriterien aber gar nicht erfassen können.

Sieht man von den palliativen Eingriffen, zu denen auch die sog. temporäre Hängehüfte zu rechnen ist, ab, so sind als Standardoperationen die Arthrodese und die stellungskorrigierenden Osteotomien in ihren verschiedenen Formen zu nennen. Erstere beseitigen mit Sicherheit Instabilität und Schmerz auf Kosten jeder Beweglichkeit. Letztere setzen ein ausreichendes Bewegungsausmaß voraus, das erhalten bleibt oder verbessert werden kann; Instabilität und Schmerz werden bei richtiger Wahl der Osteotomieform mit hoher Wahrscheinlichkeit beseitigt. Die modernen Techniken gestatten bei beiden Verfahren die Anwendung einer belastungsstabilen Osteosynthese, d. h. einen Verzicht auf Gipsverbände oder längere Ruhigstellung, ein Gesichtspunkt, der bei dem höheren Lebensalter des betroffenen Patientenkreises nicht hoch genug eingeschätzt werden kann. Beruht der Gelenkschaden auf dem Vorhandensein einer skeletären Fehlform, so dient die stellungskorrigierende Osteotomie der Beseitigung dieser präarthrotischen Deformität (HACKENBROCH). Sie besitzt als einzige Behandlungsmaßnahme bei der Arthrosis deformans kausalen Wert. Erhebliche zeitliche Verzögerung in ihrem Ablauf, in vielen Fällen Rückentwicklung, ist auch möglich.

Wunschtraum seit Beginn der Gelenkchirurgie ist die Schaffung eines *schmerzfreien, beweglichen* und *stabilen* Gelenkes. Die Wiederherstellung gegeneinander beweglicher Gelenkkörper setzt deren Formung zur Erzielung kongruenter Artikulationsflächen voraus. Dabei ist wenigstens die teilweise Entfernung des Knorpelüberzugs in Abhängigkeit vom Grad der Deformierung erforderlich, außerdem die ausgedehnte Beseitigung der geschrumpften Kapselanteile. Voraussetzung für den Erfolg ist hier die richtige Dosierung. Ein Zuviel führt zur Instabilität, ein Zuwenig zur Versteifung. Bewegungsausmaß und stabile Gelenkführung stehen in einem gewissen komplementären Verhältnis zueinander. Eine Verbesserung der Beweglichkeit wird durch Dazwischenschalten eines gleitfähigen Gewebes erzielt. PAYR verwendete Fascie, LEXER einen Fettlappen und REHN einen Cutislappen. Diese alten *Interpositionsplastiken* haben ihren Wert fast nur noch an der oberen Extremität, und hier besonders am Ellenbogengelenk, behalten. An der belasteten unteren Extremität gelangen sie in Ausnahmefällen bei Jugendlichen zur Anwendung.

Auf der Suche nach zuverlässigeren Verfahren führte der Weg über den Gebrauch von Nylonfolien schließlich zur Verwendung metallischen

7*

Interpositionsmaterials. Sie stehen am Anfang der Entwicklung der modernen *Alloarthroplastiken*.

a) Die führende Rolle in dieser Entwicklung spielt *das Hüftgelenk* (Guilleminet et Marion, Judet et al.). Es besitzt auch heute in der Häufigkeit der Durchführung von Alloarthroplastiken uneingeschränkten Vorrang. Dafür gibt es mehrere Gründe:

1. Die besondere anatomische Struktur dieses Gelenkes mit den großen Kontaktflächen zwischen Kopf und Pfanne prädisponiert in stärkerem Maße zur Arthrosis deformans als es an allen übrigen Gelenken der Fall ist. Dabei ergibt sich zwangsläufig eine Häufung doppelseitiger Befunde, die für die Wahl geeigneter Operationsverfahren keinen großen Spielraum lassen, da die Beweglichkeit einer Seite erzwungen werden muß, und die übrigen therapeutischen Möglichkeiten dadurch eine Einschränkung erfahren.

2. Das Vorhandensein besonders kräftiger Knochen schafft für die stabile Verankerung des alloplastischen Materials solidere Voraussetzungen als an allen übrigen Gelenken. Dabei bieten sich vor allem für die Bearbeitung und Formung der knöchernen Pfanne mehr Möglichkeiten.

3. Die notwendige stabile Gelenkführung läßt sich ohne Rücksicht auf Erhaltung des Bandapparates oder zusätzliche Muskelverpflanzungen erzielen. Mit Beseitigung der Kapsel wird jedoch ein wichtiger schmerzauslösender Faktor eliminiert (A. N. Witt).

4. Die anatomische Lage des Hüftgelenkes, das allseitig von vielen Weichteilen, vor allem Muskulatur, umgeben ist, bietet der Plastik besonderen Schutz, nicht zuletzt gegen die gefürchtete Infektion, mit deren Eintritt das Schicksal der Alloarthroplastik im allgemeinen entschieden ist.

Die einfache Interposition einer Metallkappe zwischen Hüftpfanne und Oberschenkelkopf (Smith-Petersen) hat in Deutschland (Erhart) nicht sehr viele Anhänger gefunden, da hier sehr frühzeitig der Weg der Brüder Judet beschritten wurde, die den Ersatz des Oberschenkelkopfes durch eine pilzförmige, kurze Metallprothese vornahmen (Abb. 1). Dennoch hat diese einen Platz vor allem in der angelsächsischen Orthopädie bewahren können (Alvik; Aufranc; Barigazzi and Delfino; Law; Prignacchi and Boccanera; Ramadier et Levitan; Solomon and Aufranc; Waring and Anderson), während die einfache Kopfprothese verlassen ist (Denham and Law). Ihre unzulängliche mechanische Verankerung im Schenkelhals hat infolge der hier auftretenden erheblichen Scherkräfte besonders bei kleinem Schenkelhalswinkel zu regelmäßigen Mißerfolgen geführt (Hinchey and Day). A. N. Witt hat ihre Anwendung daher frühzeitig nur auf jene Situationen beschränkt wissen wollen, bei denen eine Steilstellung des Schenkelhalswinkels günstigere axiale Druckverhältnisse herbeiführt. Die sekundäre Lockerung der Prothese und die Einmauerung durch reaktive Verknöcherungsvorgänge der Gelenkumgebung (Knöfler; Knöfler und Sperling) waren die häufigsten Ursachen der Mißerfolge. Bei Verwendung

von Kopfprothesen aus Plexiglas — das in Deutschland vielfach bevorzugte
Vorgehen — konnten außerdem gelegentlich Materialabsplitterungen oder
komplette Frakturen der Prothese beobachtet werden.

Auch die Mißerfolge der Kappenplastiken beruhen zum Teil auf Einmauerung des bei der Operation luxierten Gelenkes durch reaktive Knochenneubildung (NEYER). Das trifft vor allem bei rheumatischen Gelenken
zu, die als Indikation für dieses Verfahren daher ausscheiden. Weitere Mißerfolge ergaben sich durch spätere Luxationen (SCHWARTZMANN), die sich

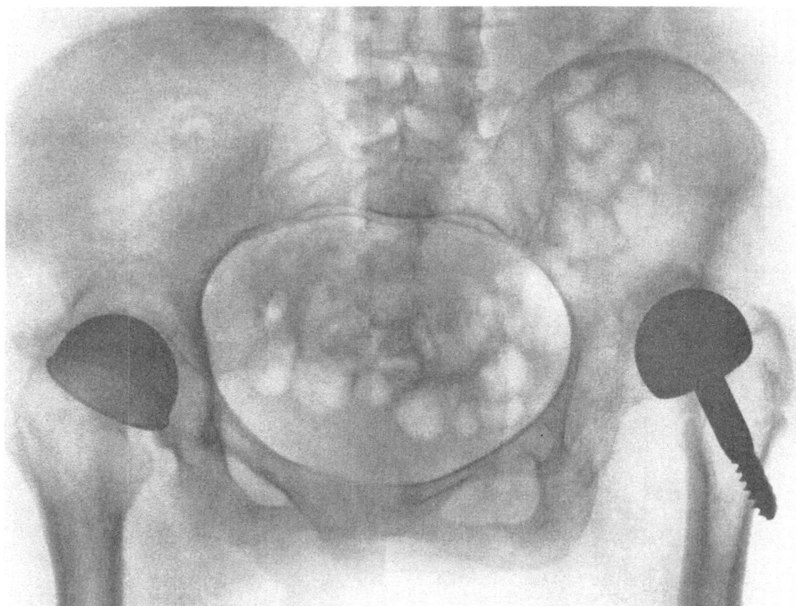

Abb. 1. Zustand 10 Jahre nach Hüftkappenplastik rechts und Kopfersatzplastik
mit Stiftendoprothese links. Rechte Hüfte schmerzfrei, stabil, Beugung bis 120°;
linke Hüfte wackelsteif, schmerzhaft

vor allem dann einstellten, wenn die Kappeninterposition bei zu kurzem
Hals-Kopffragment vorgenommen wurde, oder eine große flache Pfanne
der Metallkappe nicht genügend Halt bot. Die Ergebnisse der Cup-Plastik
sind dann am besten, wenn ein zuverlässiger Aufsitz der Kappe auf einem
gut angepaßten Kopfhalsfragment gelingt und eine möglichst kongruente
entsprechend tiefe Pfanne besteht bzw. ohne größeren Aufwand hergestellt
werden kann. Im Einzelfall lassen sich ausgezeichnete Spätergebnisse beobachten. Die Methode bietet außerdem den Vorteil, daß sie im Falle eines
Mißerfolges sowohl die Durchführung einer Arthrodese als auch einer
andersartigen Alloarthroplastik ohne wesentliche technische Schwierigkeiten ermöglicht (LAW). AUFRANC wendet sie in vielen Fällen mit Erfolg

doppelseitig an, desgleichen Lipscomb, der sie vor allem bei jüngeren Patienten empfiehlt.

Der entscheidende Fortschritt muß jedoch im plastischen Ersatz des Femurkopfes durch eine Prothese erblickt werden, die mit langem Stiel in der Markhöhle des coxalen Femurschaftabschnitts verankert wird (Le-Cocq). In rascher Folge wurden Modelle derartiger Endoprothesen entwickelt (Abb. 2), die sich nicht prinzipiell sondern nur in Einzelheiten unterscheiden. Hier sind für Frankreich die Brüder Judet und Merle D'Aubigne, für Deutschland M. Lange und Rettig mit ihrer sog. Spezialendoprothese aus Plexiglas zu nennen. Die weiteste Verbreitung haben die Modelle der angelsächsischen Welt von Eicher, Thompson, vor allem aber

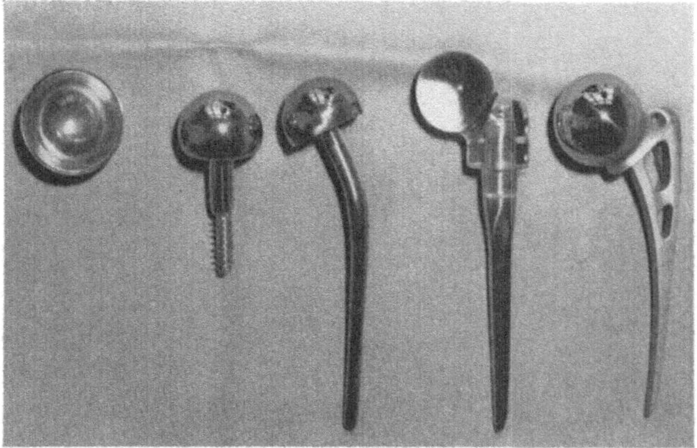

Abb. 2. Hüftendoprothesenmodelle

von Moore gefunden (Anderson et al.; Danielsson; Re and Crozzoli; Shepherd), die aus Vitallium hergestellt werden. Entscheidend für den Erfolg dieser Plastik sind *zwei* technische Voraussetzungen: Die einwandfreie Übereinstimmung der Größe des Prothesenkopfes mit der Pfanne und der gegen Rotationskräfte in der Markhöhle des Oberschenkelknochens gesicherte Sitz des Prothesenstiels.

Die genaue Größe des Kopfdurchmessers ist mit Sicherheit nur mit Hilfe der Schublehre am entfernten Oberschenkelkopf zu bestimmen. Alle Meßverfahren auf Grund des Röntgenbildes sind unsicher. Das Vorhandensein eines lückenlosen Prothesensatzes auf dem Instrumententisch ermöglicht eine sofortige Prüfung (Lapras). Der Prothesenkopf muß sich der Pfanne formschlüssig anpassen, leicht in allen Richtungen bewegt werden können und schwer wieder zu entfernen sein. Die Sicherung des Prothesenstiels in der Markhöhle gegen nachträgliche Verdrehungen, die Schmerzen, Luxation und Femurfrakturen zur Folge haben können, erfolgt bei dem gebräuchlichen Moore-Modell durch Einfugen des oberen Prothesenstiels in eine vorbereitete Nute in der medialen Corticalis („self-locking prosthesis"). Gelingt eine rotationsstabile Verankerung nicht, soll man nicht zögern, eine Einzementierung des Stiels in der Markhöhle mit Palacos, einem gut verträglichen Knochenleim, vorzunehmen (CHARNLEY). Beim Einsetzen der Prothese muß außerdem eine leichte, dem physiologischen Winkel von 12° entsprechende Antetorsion berücksichtigt werden. Die Verwendung eines eigens auf Antetorsion konstruierten Modells erübrigt sich dann.

Die Funktion dieses Gelenkes hängt wesentlich von der Kongruenz zwischen Metallkopf und knöcherner Pfanne ab. Besteht eine solche nicht, muß mit Bewegungseinschränkung, Schmerzen und sogar mit späteren Luxationen gerechnet werden. Das gilt besonders, wenn der Durchmesser des Prothesenkopfes zu groß ist. Kleine Anlässe reichen dann aus, den Kopf aus der Pfanne herauszuhebeln. Bei zu kleinem Kopf besteht die Gefahr allmählicher Protrusion durch den Pfannenboden.

In Einzelfällen kann auch die Zubereitung einer deformierten Pfanne, ihre Vertiefung bis zum Äquator des Prothesenkopfes eine brauchbare Arthroplastik ergeben. Im allgemeinen sind derartige Situationen jedoch mit Mißerfolgen belastet. Das gilt vor allem bei rheumatischen Gelenken. Hier führt die Entfernung des Knorpels und die Anfrischung des Knochens gewöhnlich rasch zu Verknöcherungen und damit zur Einmauerung des Gelenkes.

Einwandfreie Ergebnisse hängen im wesentlichen von der Beschaffenheit der Pfanne ab (HOHMANN, D.). Als Indikation für diese Art der Alloarthroplastik ist daher nur in Ausnahmefällen die Arthrosis deformans anzusehen, da hier nur selten brauchbare Pfannenverhältnisse bestehen. Klassisch gewordene Indikationen stellen vielmehr die Folgen traumatischer Schädigung des Oberschenkelhalses dar: Die Kopfnekrose und vor allem die Pseudarthrose (BOSCH et al.; MERLE D'AUBIGNE; SALEM; A. N. WITT; ZANOLI und ZAPPOLI). Bei Patienten jenseits des 65. Lebensjahres stellt hier die Alloarthroplastik das Verfahren der Wahl dar, da es die Aufnahme frühzeitiger Bewegungen gestattet und eine Knochenneubildung wie bei Osteotomien und Spanverpflanzungen nicht abgewartet werden muß (Abb. 3a u. b). Bei Patienten unterhalb dieser Altersgrenze kommen andere Verfahren in Frage. Die guten Ergebnisse der Alloarthroplastik bei Kopfnekrosen und Pseudarthrosen haben einzelne Operateure veranlaßt, bereits bei frischen Schenkelhalsfrakturen anstelle einer Osteosynthese die primäre Plastik durchzuführen (ARZIMANOGLU and TSAPARDONIS; BARR et al.; BASCOM et al.; BOSCH et al.; BRADFORD et al.; DECOULX; DECOULX et DECOULX; FELLÄNDER and WALLDIUS; HINCHEY and DAY; HIRSCH; LUNCEFORD; MAHONEY et al.; MAYER and SARKAR; NIELSEN and JENSEN; SARMIENTO and GRIMES; STEIN and GRIZ; STEIN and COSTEN). Diese Indikation ist jedoch umstritten, da ein vitaler Oberschenkelkopf der Metallprothese vorzuziehen ist und bei Auftreten der bekannten Komplikationen immer noch Zeit zur Durchführung der Alloarthroplastik ist (COVENTRY). Berücksichtigt man jedoch, daß der plastische Kopfersatz bei einer frischen Fraktur einen

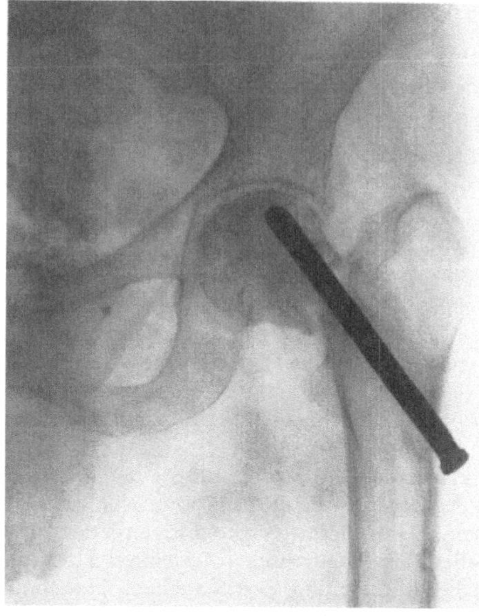

a

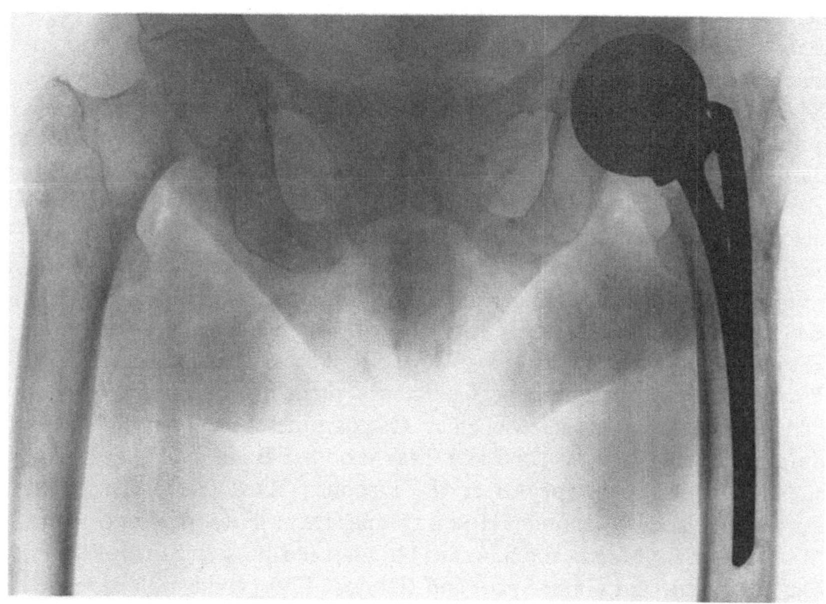

b

Abb. 3. Schenkelhalspseudarthrose nach Schraubenosteosynthese wegen Fraktur und mißlungener Spantransplantation (a). Arthroplastik mit Vitallium-Endoprothese nach MOORE: Volle Stabilität, keine Schmerzen, gute Beweglichkeit (b)

geringeren Zeitaufwand erfordert, als es häufig bei extraarticulären Osteosynthesen der verschiedenen Formen der Fall ist, dann ist dieses Vorgehen wenigstens bei den medialen Schenkelhalsfrakturen vertretbar, bei denen mit einer höheren Quote an Kopfnekrosen bzw. Pseudarthrosen gerechnet werden muß, d. h. bei den Adduktionsfrakturen vom Typ Pauwels III, die infolge des vertikalen Verlaufs des Bruchspalts besonderen Scherkräften ausgesetzt sind.

Eine besondere Problematik ergibt sich bei den spontanen Frakturen des Schenkelhalses. Sie sind Ausdruck hochgradiger Osteoporosen verschiede-

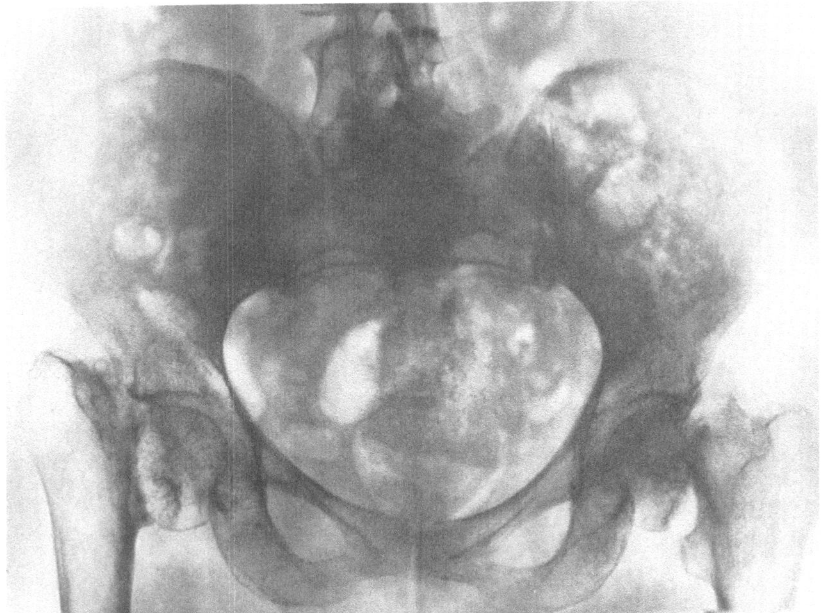

Abb. 4. Spontanfrakturen beider Schenkelhälse nach Bestrahlung wegen gynäkologischer Erkrankung

ner Ursache. Die Alloplastik ist auch hier als leistungsfähiges Verfahren anzusehen. Die Verankerung der Prothese bereitet jedoch infolge der sehr weiten Markhöhle größere Schwierigkeiten, so daß Rotationsfestigkeit fast immer nur mit Hilfe von Palacos erzielt wird (CHARNLEY). Die Festigung des coxalen Femurabschnitts durch die Endoprothese schafft an der Stelle des Überganges zum osteoporotischen distalen Femurschaft einen locus minoris resistentiae, der bei geringfügigen Anlässen frakturieren kann (PARRISH and JONES). Auch die „long-stem prosthesis" beseitigt diese Gefahr nicht völlig. Ein zuverlässigeres Verfahren stellt dagegen die Verwendung der „straight-stem prosthesis" dar (MATCHETT). Ihr langer, gerader Stiel reicht bis in die Gegend der distalen Femurmetaphyse und stellt einen inneren Kraftträger dar, der in seiner Wirkung der gleichmäßigen Beanspruchung der gesamten Markhöhlenwandung durch einen Marknagel vergleichbar ist. Die häufige Doppelseitigkeit bedeutet keine Gegenindikation

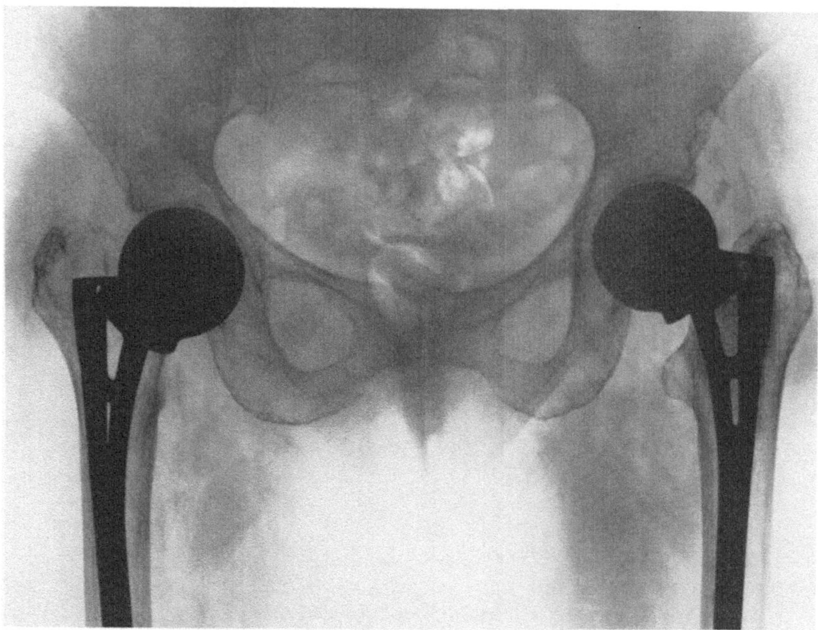

Abb. 5. Doppelseitige Arthroplastik mit „straight-stem"-Prothese: Gute Stabilität, gute Beweglichkeit, keine Schmerzen

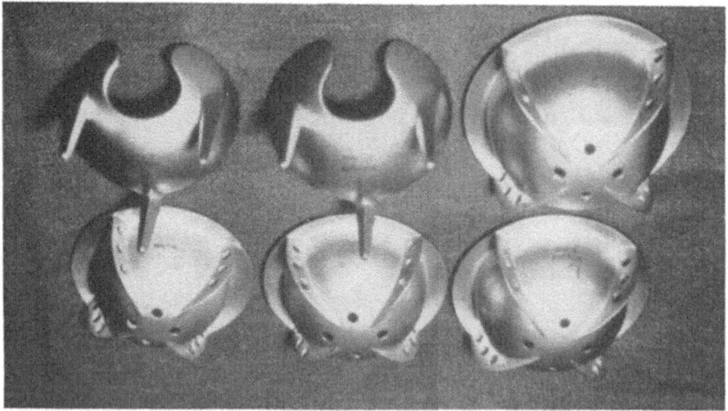

Abb. 6. Hüftpfannenmodelle aus Vitallium nach Urist bzw. McBride

(Abb. 4 und 5). Eine solche ist vielmehr nur in einer vermehrten Krümmung der Achse des Femur zu erblicken.

Im Gegensatz zu den primär Oberschenkelkopf und -hals betreffenden
Veränderungen durch Trauma oder Erkrankung sind auf die Hüftgelenkspfanne beschränkte Schäden weitaus seltener. Sie kommen nahezu ausschließlich bei der Protrusio acetabuli verschiedener Ursache vor. Auch die
„tiefe Pfanne", die als präarthrotische Deformität aufzufassen ist, kann im
Einzelfall dazugerechnet werden. Charakteristisch für die sich entwickelnde
Arthrosis deformans ist das Auftreten mit Schmerzen verbundener arthrotischer Veränderungen an der Pfanne, während der Oberschenkelkopf noch

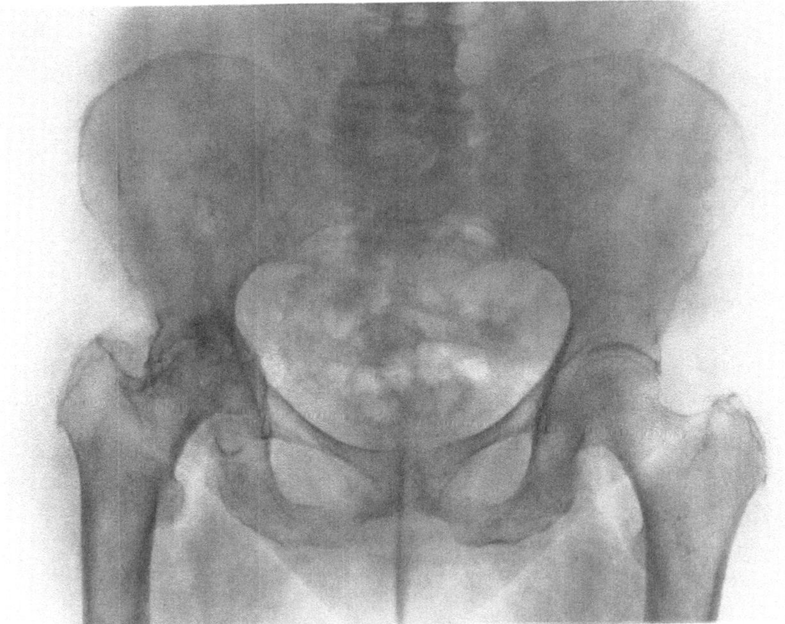

Abb. 7a. Tiefe Hüftgelenkspfanne bei Polyarthritis rheum.

längere Zeit verschont bleibt. Er weist bei der Arthrotomie im allgemeinen
nur vereinzelte Knorpeldefekte auf. Für den plastischen Ersatz der Pfanne
bei vitalem Oberschenkelkopf stehen zwei Modelle in verschiedenen Größen
zur Verfügung (Abb. 6). Während die Vitalliumpfanne von URIST mit drei
Zapfen in den Boden der knöchernen Pfanne eingebolzt wird, muß das
Modell von MCBRIDE mit Palacos einzementiert werden (Abb. 7a, b u. c).
Auch hier wird die Größe der Prothese während der Operation am Oberschenkelkopf unmittelbar ausprobiert. Die richtige Position der Pfannenprothese gegenüber dem Kopf unter Berücksichtigung des Schenkelhalswinkels ist für die Stabilität des Gelenkes wichtig. Über Spätergebnisse
liegen bisher offenbar keine größeren Erfahrungen vor. Die wenigen
Frühergebnisse sind jedoch erstaunlich gut. Die Patienten verfügen über ein

schmerzfreies, gut bewegliches und stabiles Hüftgelenk, dessen Funktion
auf die Dauer von der ungestört bleibenden Vitalität des Kopfes abhängen
dürfte.

Die unbefriedigenden Ergebnisse der konventionellen Alloarthroplastiken bei schwer deformierten Hüftgelenken haben die Unzulänglichkeit des

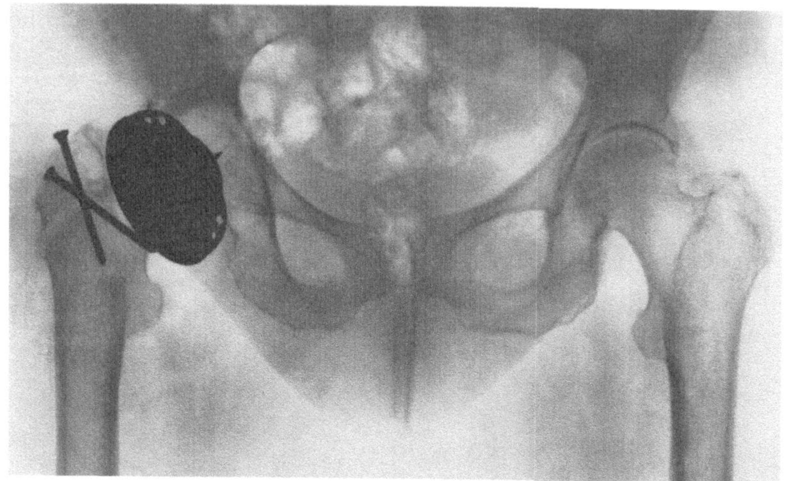

b

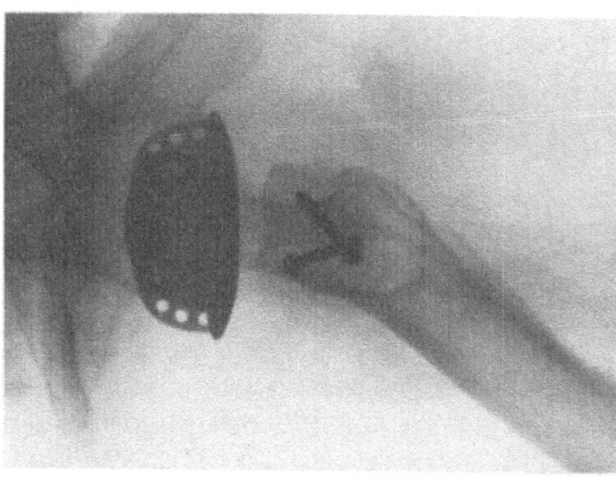

c

Abb. 7b u. c. Arthroplastik mit Pfannenprothese nach McBride: Volle Stabilität,
gute Beweglichkeit, keine Schmerzen

isolierten Ersatzes von Kopf oder Pfanne deutlich gemacht. Da jede auf-
wendigere Zubereitung der knöchernen Pfanne zum Zwecke der Anglei-
chung an den Umfang des Prothesenkopfes nicht nur in ihrer Exaktheit
unsicher, sondern infolge der reaktiven Knochenneubildung im Ergebnis
schlecht ist, lag die Entwicklung einer totalen künstlichen Gelenkprothese
nahe. Der Funktion des Hüftgelenkes entsprechend muß eine derartige

Konstruktion auf dreidimensionale Beweglichkeit ausgerichtet sein. Die Artikulation zwischen zwei künstlichen Gelenkteilen wirft ein spezielles technisches Problem auf, da Bewegungen zweier gleich harter Metalle gegeneinander ohne besondere Schmierung im technischen Bereich undenkbar sind. Verschiedene Metalle sind jedoch aus Gründen elektrolytischer Dissoziation nicht vertretbar. Es ist das Verdienst von CHARNLEY, auf diesem Gebiet Pionierarbeit geleistet zu haben (Abb. 8).

Der Kopfteil seiner Endoprothese besteht aus V-4-A-Stahl. Er ist mit einem geschwungenen, konischen Stiel in der Femurmarkhöhle verankert, wo er einzementiert wird. Die Pfanne ist aus Kunststoff gearbeitet. Dabei hat das anfäng-

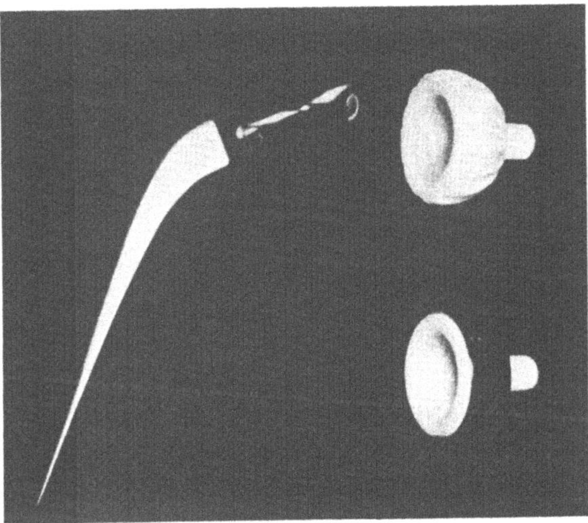

Abb. 8. Modelle der „low-friction"-Prothese, modifiziert nach CHARNLEY. Die mit einem Stahlmantel versehene Polyäthylenpfanne wird nicht einzementiert. Sie erfordert formschlüssigen Sitz und ermöglicht eine zusätzliche Bewegungsfreiheit durch Rotation um ihre zentrale Achse

lich verwendete Teflon nach wenigen Jahren zu stärkerem Abrieb geführt, so daß die guten Frühergebnisse rasche Verschlechterung aufwiesen und damit zahlreiche Nachoperationen notwendig wurden. Das gegenwärtig zur Anwendung gelangende hochverdichtete Polyäthylen hat experimentell auch härtesten Bewährungsproben standgehalten, so daß bessere Dauerresultate erwartet werden dürfen. Dennoch sieht CHARNLEY im 65. Lebensjahr die unterste Grenze für die Durchführung dieser Plastik, die bei doppelseitig vorhandenen wackelsteifen Hüftgelenken auch beidseitig vorgenommen werden kann.

Eine Reihe von Operateuren bevorzugt die einseitige Plastik bei Arthrodese der Gegenseite, um wenigstens auf einer Seite mit Sicherheit stabile und schmerzfreie Verhältnisse zu erzielen und damit die empfindlichere Plastik der anderen Hüfte zu schonen. Da die Arthrodese jedoch nur für jüngere Menschen in Frage kommt, ihre Anwendbarkeit außerdem weitgehend von den Verhältnissen im Bereich des lumbosacralen Übergangs der

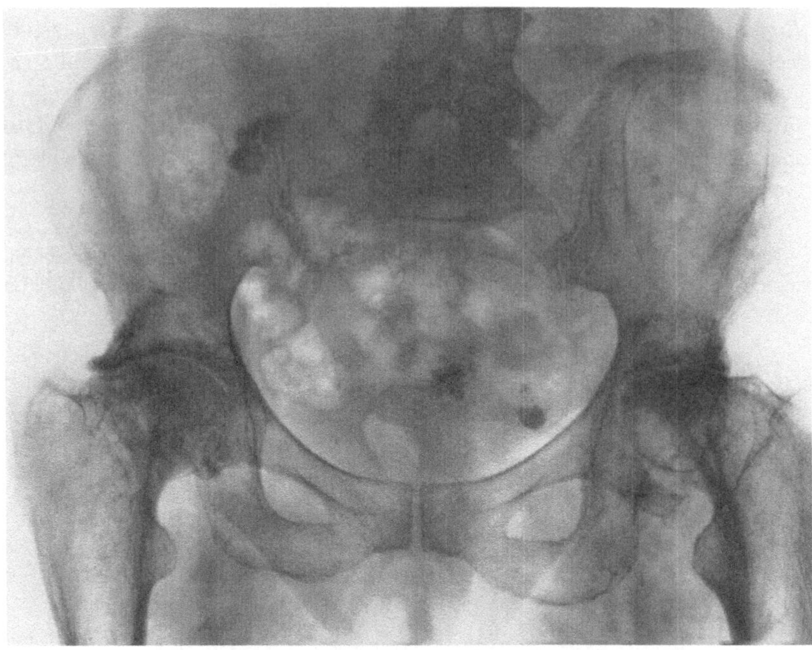

a

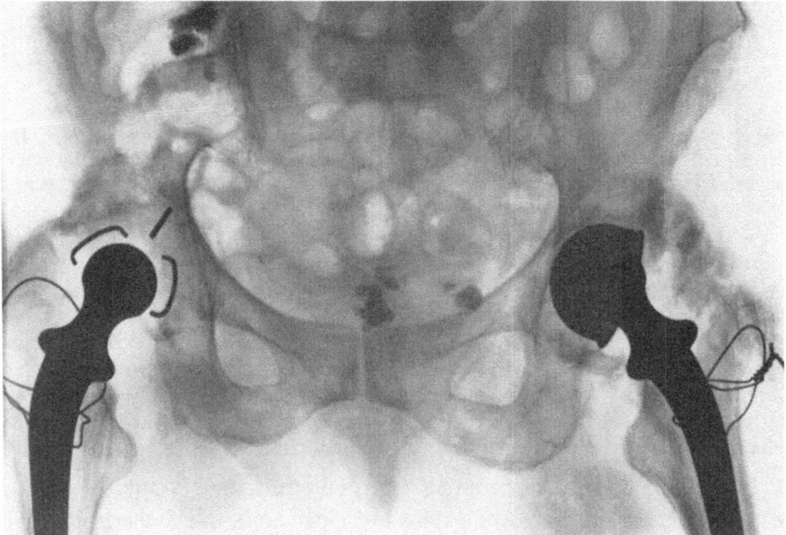

b

Abb. 9. Schwere doppelseitige Coxarthrose mit völliger Instabilität und schmerzhafter Wackelsteife nach früheren Schenkelhalsfrakturen (a). Doppelseitige Total-
plastik mit beiden Charnley-Modellen (b)

Wirbelsäule mitbestimmt wird, andererseits die Plastik erst im höheren Lebensalter vertretbar ist, bleibt diese Indikationsstellung auf einen verhältnismäßig kleinen Personenkreis begrenzt. Hauptanwendungsgebiet sind jene doppelseitigen Arthrosen, bei denen sich die Progredienz auf beiden Seiten in unterschiedlichem Maße vollzieht: Das schlechtere, kaum noch bewegliche, schmerzhafte Gelenk wird versteift, wodurch die Verschlechterung der Gegenseite hinausgezögert werden kann, da eine gewisse Entlastung erzielt wird. Dieses Gelenk kann später im höheren Lebensalter

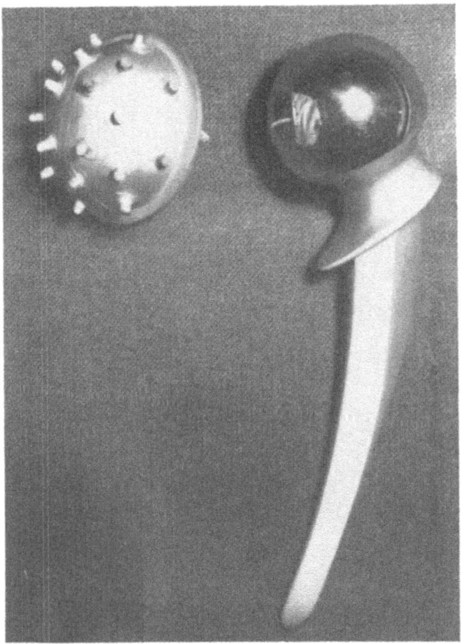

Abb. 10. Modell der Total-Endoprothese nach McKee-Farrar

einer Plastik zugeführt werden. Muß die Entscheidung für beide Gelenke gleichzeitig getroffen werden, so wird zweckmäßig zunächst die Plastik und kurze Zeit später die Arthrodese der Gegenseite durchgeführt, da ein Mißlingen der Plastik, etwa infolge einer Infektion, einen Zweit- oder Dritteingriff dieser Seite erfordert und in diesem Fall die Gegenseite noch für eine erneute Plastik zur Verfügung steht. Im höheren Lebensalter muß man sich zur doppelseitigen Plastik entschließen (Abb. 9a und b), falls nicht andersartige mobilisierende Operationen, z. B. die Resektions-Angulationsosteotomie nach Milch, bevorzugt werden.

Von den beiden Problemen, die die Totalendoprothese aufwirft, dem Kunststoffabrieb und der Reibung, die den Bewegungsumfang begrenzt, hat Charnley

dem letzteren besondere Aufmerksamkeit gewidmet. Mit Vergrößerung des Kopfdurchmessers der Prothese nimmt die Reibung zu, während der Oberflächenabrieb
geringer wird. Der kleine Kopfdurchmesser im Modell Charnleys bewirkt ein
besonders leicht gängiges Bewegungsspiel, so daß der Begriff der „low-friction"-
Plastik zu Recht besteht. M. E. Mueller hält trotz der günstigen experimentellen
Resultate, die mit der Dauerbeanspruchung des Polyäthylens erzielt wurden, einen
größeren Kopfdurchmesser für zweckmäßig. Auch im eigenen Modell wurde
dieser Überlegung Rechnung getragen.

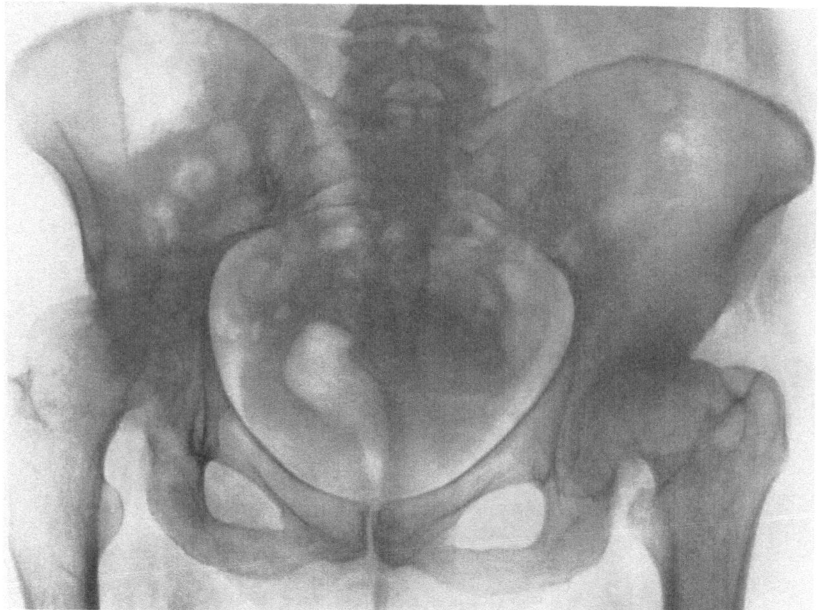

Abb. 11a. 51 Jahre alte Frau mit doppelseitiger schwerer Coxarthrose nach Lux.
cox. cong. Gelenke schmerzhaft und wackelsteif

Ein anderer Weg zum Ersatz von Kopf und Pfanne wird von McKee
beschritten (McKee-Farrar). Er verwendet eine in ihrer Größe standardisierte Thompson-Prothese, auf die eine mit Stacheln versehene Vitallium-
kappe exakt eingeschliffen ist (Abb. 10). Diese wird mit Palacos in die ange-
frischte knöcherne Pfanne einzementiert. Die Berücksichtigung des Pfan-
nenwinkels ist hier besonders wichtig. Trotz fehlender Schmierung ist die
Reibung erstaunlich gering, eine Beobachtung, die bei Verwendung gleicher
Metalle im technischen Bereich nicht vorstellbar ist und nur in den grund-
sätzlich andersartigen Bedingungen unter biologischen Verhältnissen ihre
Erklärung findet. Auch McKee operiert nur bei Menschen jenseits des
65. Lebensjahres. Besteht jedoch in Ausnahmefällen ein Zwang zur Durchführung der Alloarthroplastik innerhalb des 6. Lebensjahrzehnts, so sprechen
Materialgründe für die Verwendung des McKee-Modells (Abb. 11a und b),

das bei einem schlechten Spätergebnis Möglichkeiten für andere Eingriffe, auch einer „low-friction"-Plastik nach CHARNLEY, offen hält. Erst sehr lange Erfahrungen mit dem hochverdichteten Polyäthylen, aber auch mit der Metallpfanne, können hier zu einer genauen Abgrenzung der Indikationsgebiete führen.

b) Die erfolgreiche Verwendung der Vitalliumendoprothesen hat zur Konstruktion von Teilen *anderer Gelenke* geführt. Ihre praktische Bedeutung

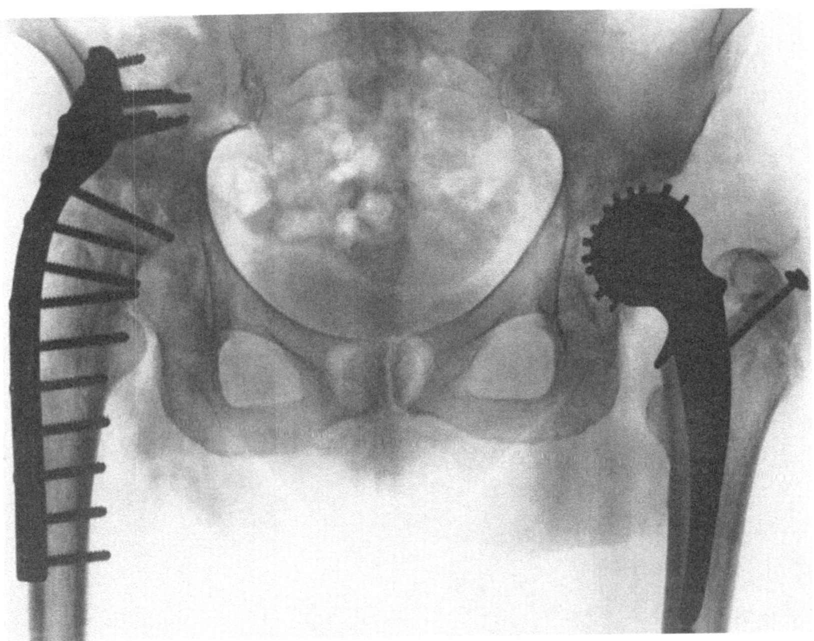

Abb. 11 b Totaler Gelenkersatz nach McKEE-FARRAR

steht in keinem Verhältnis zu den Alloarthroplastiken der Hüfte. Der partielle und auch der totale Gelenkersatz der übrigen Gelenke beschränkt sich vielmehr auf Ausnahmesituationen. Spätergebnisse stehen kaum zur Verfügung, so daß nur ein allmähliches Zusammentragen von Einzelfällen Aufschluß über die Brauchbarkeit der Methoden ergeben kann. Dennoch zeichnen sich im einzelnen Indikationen ab:

1. Am *Kniegelenk* können die Femurkondylen ersetzt werden. Die Prothese wird mit langem Stiel in der Markhöhle verankert. Stabilität und Beseitigung der Schmerzen kann nicht vorausgesagt werden, so daß die Indikation auch bei isolierter Zerstörung der Femurgelenkflächen nur sehr selten gestellt werden sollte. Der Ersatz einer — gelegentlich auch beider — Tibiagelenkfläche (Abb. 12) kann dagegen bei schwerer Impression bei alten

Menschen in Frage kommen (Abb. 13), wenn einfache Anhebung und Unterfütterung nicht zur Wiederherstellung einer kongruenten Gelenkfläche führt, starke Schmerzen bei freier Beweglichkeit bestehen und die Femurgelenkflächen noch intakt sind. McKeever verfügt über 76, Townley

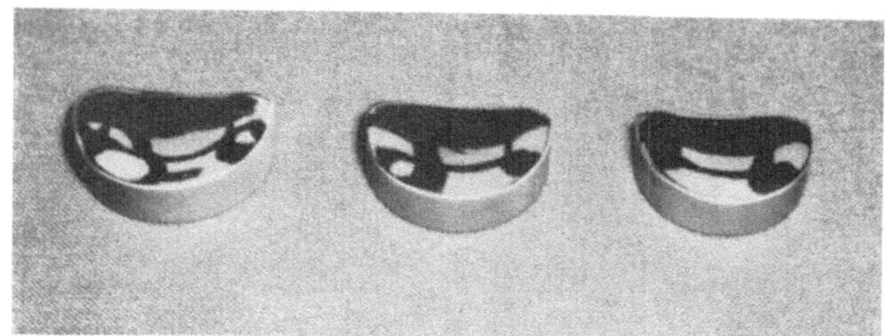

Abb. 12. Modelle des Tibiaplateaus aus Vitallium nach McIntosh

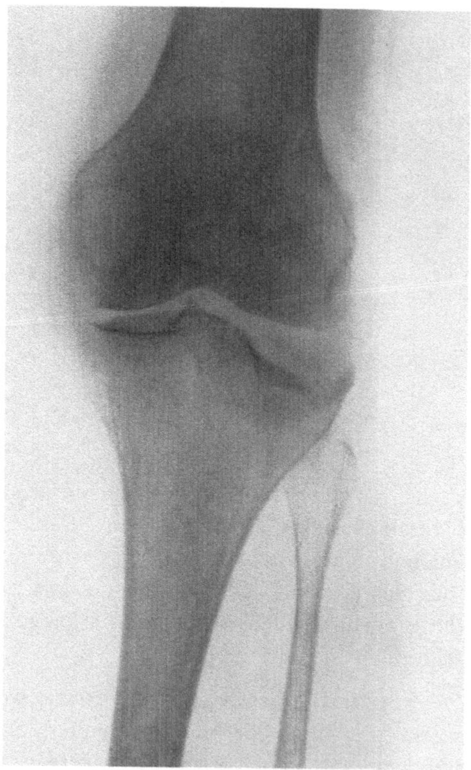

Abb. 13. Zustand nach Tibiakopfimpressionsfraktur bei 68jähriger Frau. Belastungsunfähigkeit wegen starker Schmerzen. Geringfügige Einschränkung der Streckfähigkeit

über 39 eigene Beobachtungen. Da es sich um alte Menschen handelt, denen auf diese Weise die Schmerzen genommen, Beweglichkeit und Stabilität des Kniegelenkes aber erhalten werden können, scheint dieses Verfahren einen gewissen Optimismus zu rechtfertigen (Abb. 14a, b und c).

Der Ersatz der Kniescheibe durch eine Metallendoprothese (Abb. 15) wird von McKeever empfohlen (auch Samoilov). Er erübrigt sich bei alten Menschen, da hier bei traumatischer Zerstörung oder isolierter Arthrose des Patello-Femoral-Gelenkes die Patellektomie einfacher und funktionell ausreichend ist. Diese führt jedoch nach den Untersuchungen von Fürmayer

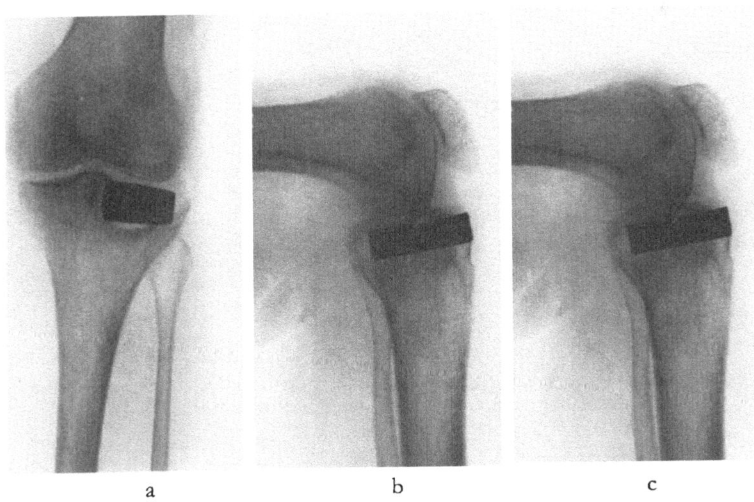

a   b   c

Abb. 14. Ersatz des fibularen Tibiacondylus durch Endoprothese nach McIntosh: Schmerzfreie und stabile Belastungsfähigkeit bei voller Streckung und Beugung unter 90°

im Laufe von Jahren zu einer Arthrose auch des übrigen Kniegelenkes, so daß sie bei jüngeren Menschen nur mit Zurückhaltung ausgeführt werden sollte. Außerdem setzt das Fehlen der Patella den funktionellen Gebrauchswert des wichtigsten Antigravitationsmuskels, des M. quadriceps fem., wesentlich herab. Im Falle schwerster Zerstörung der Kniescheibe, die eine Rekonstruktion mit intakter Gelenkfläche nicht zuläßt (Abb. 16), kann daher beim jüngeren Menschen der plastische Ersatz durch eine maßgerechte Endoprothese wertvoll sein (Abb. 17a, b und c). Ihre Gleitfläche muß in ihrer Zugrichtung mit der Konkavität der Femurkondylen weitgehend übereinstimmen. Die Technik ist nicht ganz einfach, der Versuch jedoch gerechtfertigt, da ein Mißerfolg immer noch die Patellektomie zuläßt.

Der *totale Ersatz des Kniegelenkes* hat eine Reihe von Operateuren beschäftigt und zur Entwicklung verschiedener Modelle geführt. Allen

8*

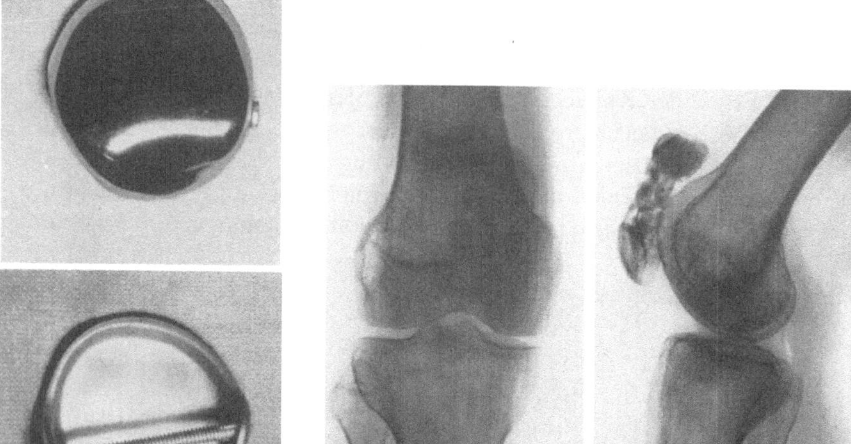

Abb. 15   Abb. 16a   Abb. 16b

Abb. 15. Modell einer Patella-Endoprothese aus Vitallium nach McKeever

Abb. 16. Zustand 2 Jahre nach Patellatrümmerfraktur bei 28jährigem Mann; in Entwicklung begriffene Arthrose des Patello-Femoralgelenkes

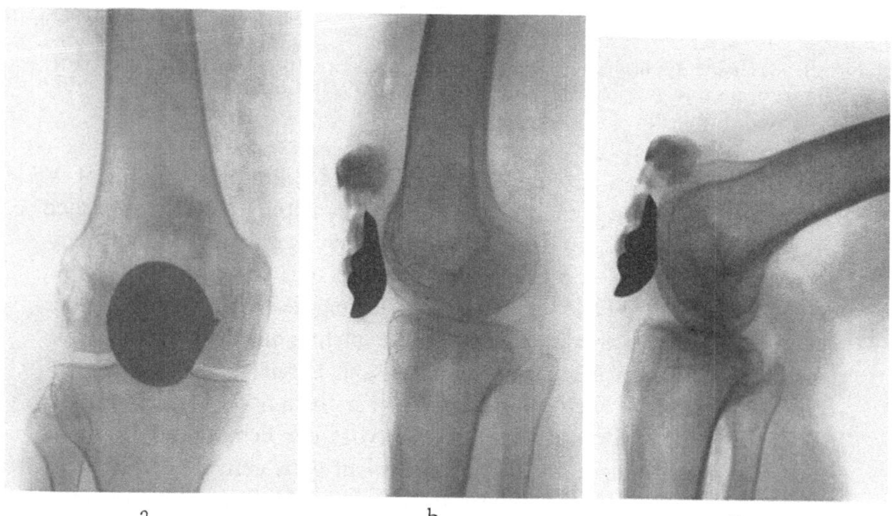

a   b   c

Abb. 17. Implantation einer Patella-Endoprothese nach McKeever: Schmerzfreie Belastbarkeit; kräftige Streckung; nahezu uneingeschränktes Bewegungsausmaß

gemeinsam liegt die Konstruktion eines Femur- und eines Tibiateils zugrunde, die in unterschiedlicher Weise zu einem Scharnier vereinigt werden. Praktische Bedeutung haben vor allem das in Europa am meisten verwendete Walldius-Knie und das in der Mayo-Klinik entwickelte Modell von YOUNG erlangt. Ober- und Unterschenkelteil werden jeweils durch Schaftstücke in den Markhöhlen verankert. Sie reichen bei dem kürzeren und schwereren Walldius-Knie nicht über den breiteren metaphysären Teil der Markhöhle hinaus, so daß man mit einer Standardgröße auskommt. Das längere und schlankere Young-Modell (Abb. 18a und b) erfordert dagegen eine exakte

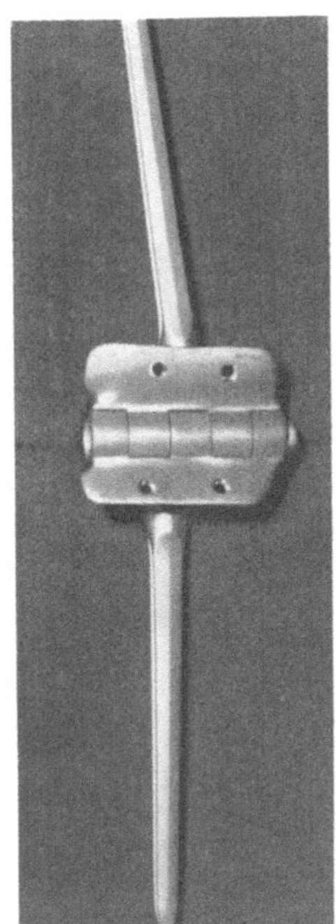

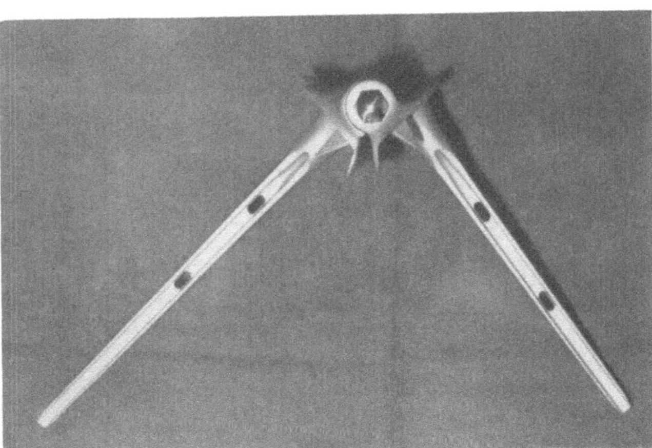

b

a

Abb. 18. Modell einer Kniegelenks-Endoprothese aus Vitallium nach YOUNG: Frontalansicht (a) und Seitenansicht (b). Bewegungsspielraum: 90 bis 180°

individuelle Anpassung. Es muß daher für jeden speziellen Fall angefertigt werden. Der einem Marknagel ähnliche große innere Kraftträger der langen Hebelarme bietet mechanisch bessere Ausgangssituationen, so daß man mit einer sparsameren Resektion der Kondylen auskommt und die bei einem Mißerfolg notwendig werdende Arthrodese nicht mit erheblicher Beinverkürzung verbunden ist. Das Scharniergelenk verfügt über einen Bewegungsspielraum von 90 bis 180°.

Der Vorteil dieser Alloarthroplastik gegenüber den alten Interpositionsplastiken des Kniegelenkes liegt in der sicheren Gelenkführung. Es besteht Stabilität bei guter Beweglichkeit. Der Nachteil liegt in der Implantation

eines großen metallischen Fremdkörpers mit allen damit verbundenen Gefahren, vor allem der der Infektion (SIDEMAN), die bei der im Kniegelenks-
bereich relativ oberflächlichen Lage der Endoprothese besonders groß ist.
Die Frühergebnisse sind bei sorgfältiger Technik und aseptischer Einheilung gut. Beobachtungen, die sich über große Zeiträume erstrecken, liegen
noch nicht vor. An die Spätergebnisse können nur vorsichtige Erwartungen

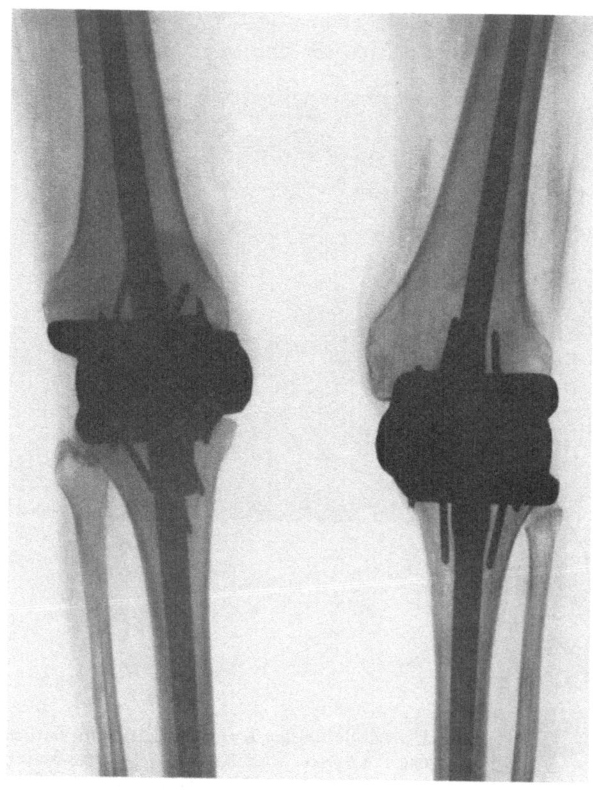

a

Abb. 19. Röntgenaufnahmen nach Alloarthroplastik beiderseits wegen schwerer
instabiler Kniegelenksarthrose bei 63jähriger Frau

geknüpft werden, da die dauernde Festigkeit des großen künstlichen Schar-
niers in den Markhöhlen unter jahrelanger funktioneller Beanspruchung
einen erheblichen Unsicherheitsfaktor darstellt. Demgegenüber bedeutet die
Arthrodese des Kniegelenkes ein sehr sicheres Verfahren. Sie führt zu einem
stabilen, schmerzfrei belastungsfähigen Bein.

Für die Alloarthroplastik ergibt sich eine Indikation ausschließlich bei
hochgradiger schmerzhafter Instabilität beider Kniegelenke eines älteren
Menschen, eine Situation, die vor allem bei der rheumatischen Polyarthritis

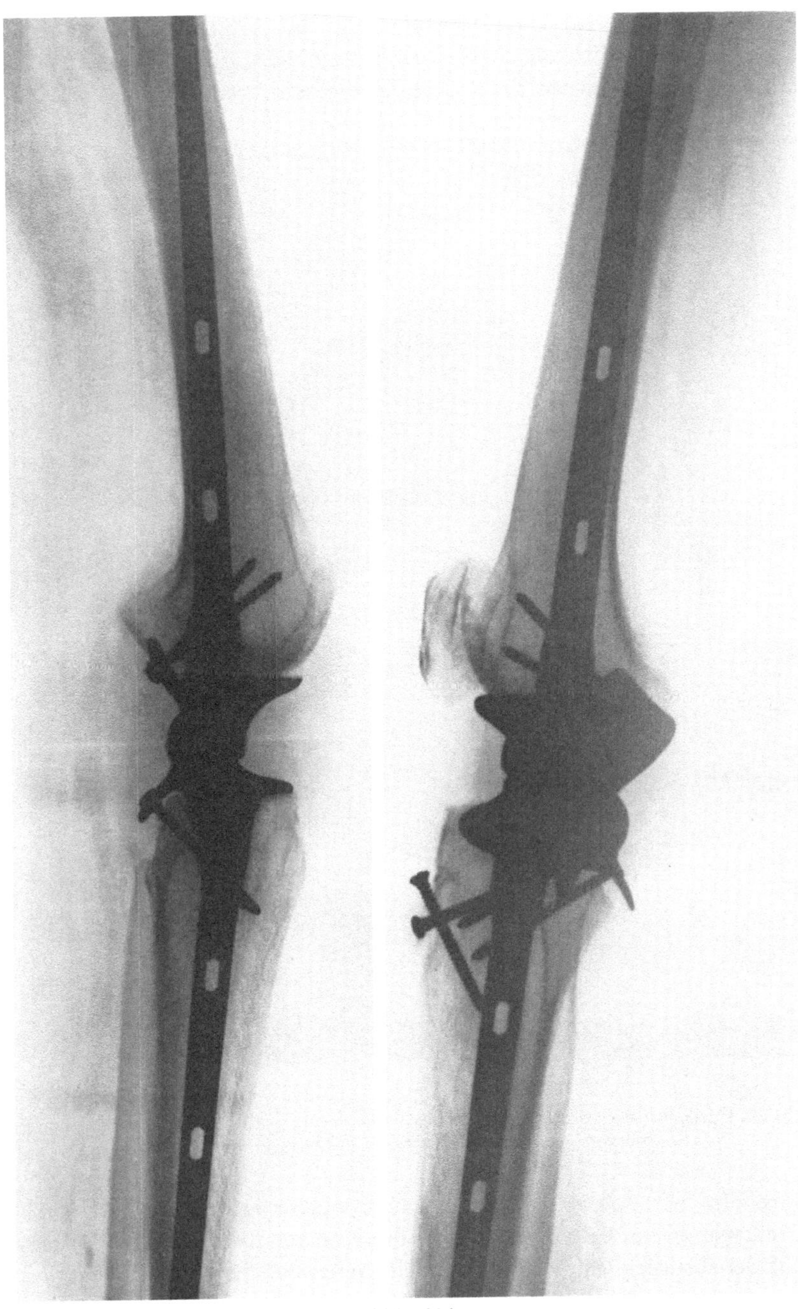

Abb. 19 b

vorkommt (Shiers). Auch hier muß zunächst mit der Plastik einer Seite begonnen werden. Ist sie erfolgreich, folgt die Arthrodese der anderen Seite. Bei einem Mißerfolg der Plastik, kann diese auf der Gegenseite wiederholt werden, während das andere Knie versteift werden muß. In Aus-

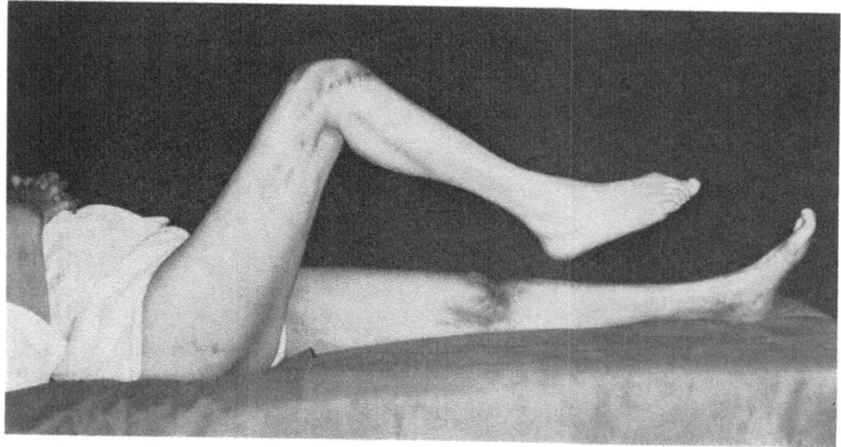

a

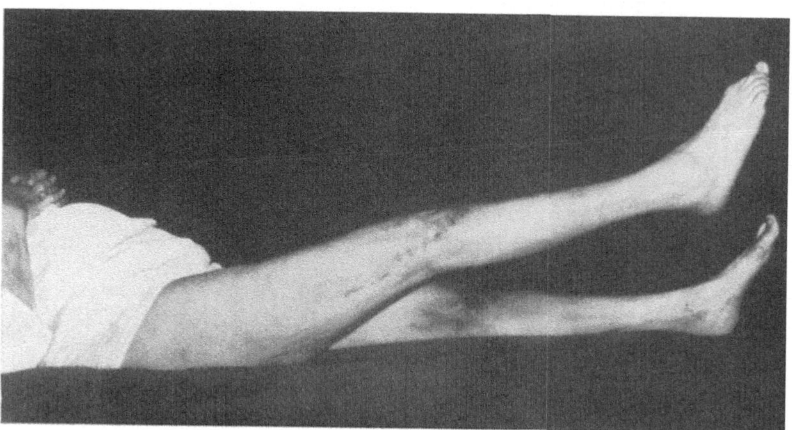

b

Abb. 20. Funktionsergebnis rechtes Kniegelenk. Volle Stabilität beiderseits. Keine Schmerzen. Gang zunächst noch an zwei Gehstöcken

nahmefällen hat Young die Plastik auch doppelseitig durchgeführt (auch v. Hellens), wenn bei voller Einsicht des Kranken in die gesamte Problematik der ausdrückliche Wunsch nach einem beweglichen Knie besteht und die alltäglichen Belastungen sich in Grenzen halten (Abb. 19a und b; Abb. 20a, b u. c).

2. Der *Ersatz des Humeruskopfes* hat bisher wenig Anhänger gefunden. Dafür gibt es Gründe: Der Eingriff kommt — wie die übrigen großen Alloarthroplastiken — nur bei alten Menschen in Frage, stellt aber hier durch den besonderen technischen Aufwand eine größere Belastung dar als die einfachen Kopfresektionen, ohne daß die Nachteile derselben — Schlottergelenk oder Teilsteife — mit größerer Sicherheit verhindert werden können.

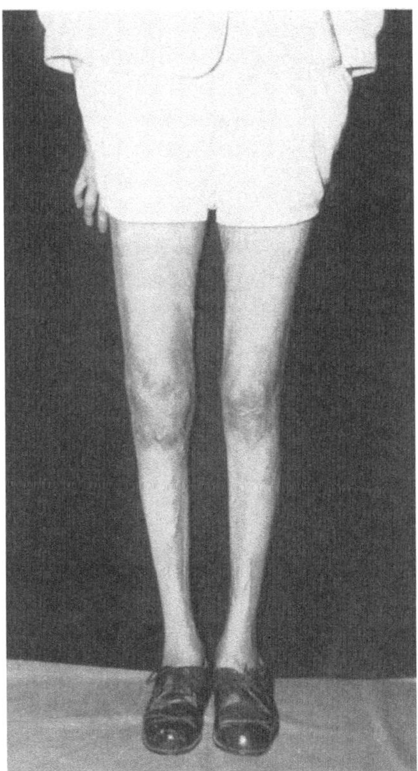

Abb. 20 c

Die zuverlässige Befestigung der Endoprothese in der Markhöhle des Humerus bereitet infolge der ständigen Distraktionsbeanspruchung größere Schwierigkeiten. Eine relative Indikation kann ausschließlich in einer Teilinkongruenz der Kopfoberfläche gegenüber der Pfanne (NEER), wie sie bei manchen Formen von Humeruskopfbrüchen auftreten, erblickt werden, wenn eine Wiederherstellung mit einfacheren Methoden nicht möglich und nur kurze Zeit verstrichen ist, so daß eine stärkere Kontraktur noch nicht zur Entwicklung gelangt ist. Ein zweckmäßiges Modell wurde von NEER entwickelt, der über größere Erfahrungen verfügt.

3. Am *Ellenbogengelenk* sind Humerus- und Ulnagelenkflächen durch metallische Endoprothesen getrennt ersetzbar. Das Schrifttum bietet hier bisher wenig Anhaltspunkte (Corneleac et al.; Barr and Eaton). Bei Inkongruenz der artikulierenden Flächen leistet auch die einfache Interpositionsplastik mit Hilfe eines Fascienlappens gute Dienste (Zucchi), wenn eine stabile Gelenkführung gesichert ist. Von den Endoprothesen kann kein besseres Ergebnis erwartet werden. Anders liegen die Verhältnisse, wenn ein Schlottergelenk besteht, und eine Arthrodese aus beruf-

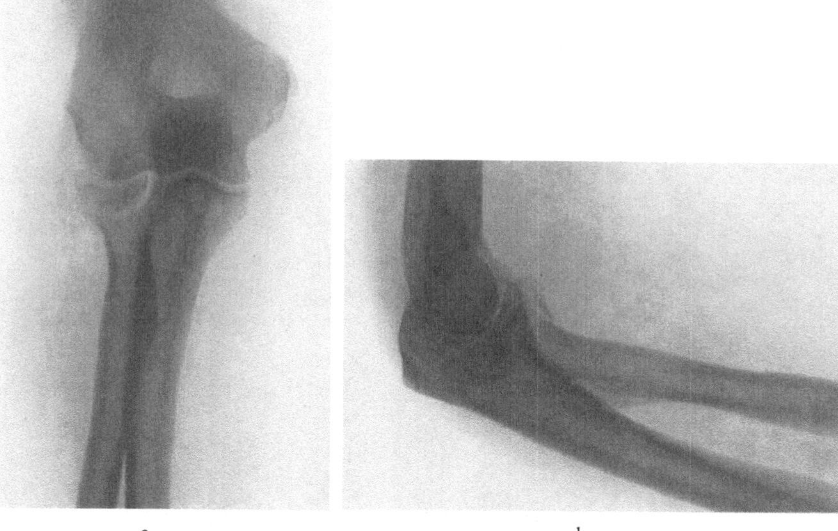

a   b

Abb. 21. Trümmerbruch des Speichenköpfchens bei 72jähriger Frau. Ersatz durch Radiusköpfchen-Endoprothese aus Vitallium: Schmerzfreie, uneingeschränkte Beweglichkeit, einschließlich Pro- und Supination

lichen Gründen abgelehnt werden muß oder ausdrücklich nicht gewünscht wird. Wie für das Kniegelenk steht auch hier ein Vitalliumscharnier zur Verfügung, das mit langen Stiften in den Markhöhlen von Humerus und Elle verankert wird und Außenflächen besitzt, die der Corticalis eng anliegen. Die wenigen Frühergebnisse, über die bisher berichtet wird, sind günstig. Es besteht schmerzfreie und funktionell ausreichende Gelenkbeweglichkeit bei stabiler Gelenkführung, wenn auch mit verminderter Kraftleistung. Gerade dieser Umstand schränkt die Indikation ein. In Berufen, die körperliche Schwerarbeit erfordern, ist die Alloarthroplastik unbrauchbar.

Eine beschränkte praktische Bedeutung besitzt der Ersatz des Speichenköpfchens durch eine Vitallium-Endoprothese (Barrigazzi). Er sollte bei den Trümmerbrüchen älterer Menschen öfter angewandt werden, als es offenbar bisher der Fall ist. Die einfache Resektion des Köpfchens im Radiushals verursacht leicht reaktive Verknöcherungen, die die Beweglichkeit einschränken, sowie Beschwerden im Handgelenksbereich auf Grund der sich entwickelnden Subluxationsstellung im distalen Speichen-Ellen-Gelenk (EDWARDS and ROSTRUP). Die Technik ist einfach und stellt keine besondere Belastung des Verletzten dar, der schon nach wenigen Tagen schmerzfreie Drehbewegungen ausführen kann. Die Prothese muß exakt bemessen und gegen Drehbewegungen zuverlässig in der Markhöhle der

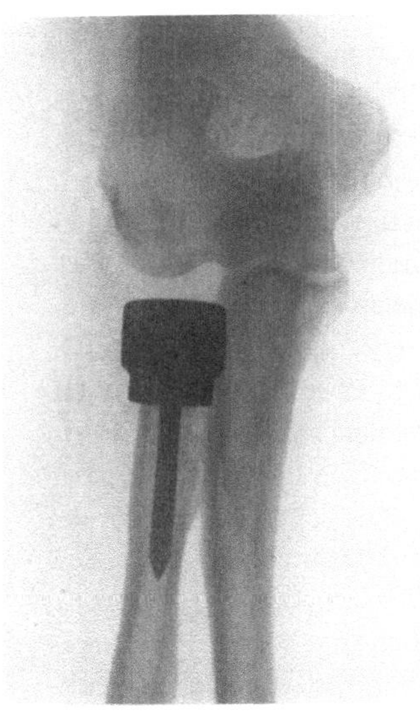

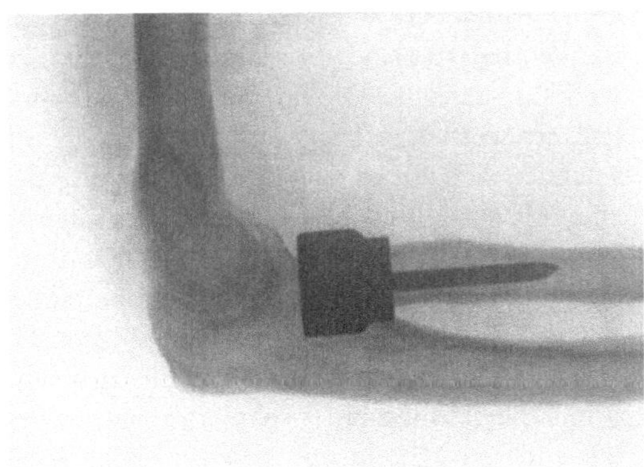

Abb. 21 c   Abb. 21 d

Speiche befestigt sein (Abb. 21). Ein Mißerfolg oder eine spätere Lockerung der Prothese wirft keine besonderen Probleme auf.

4. *Im Bereich von Hand und Fingern* werden gelegentlich Mondbein, Kahnbein sowie Interphalangealgelenke ersetzt. Besonders der Ersatz der Handwurzelknochen hat selten zu guten Dauerresultaten geführt. Oft mußten die Endoprothesen später wieder entfernt werden. Die Plexiglasendoprothese des Mondbeins muß in Form und Größe sehr genau stimmen. Sie gelangt bei der Lunatummalacie zur Anwendung. Da man bei frischen Fällen in der Regel ruhigstellt und abwartet, bei älteren Malacien jedoch eine stärkere Deformierung mit Inkongruenz der angrenzenden Flächen und Verkleinerung des Mondbeinraumes besteht, sind nur wenige Fälle für den plastischen Ersatz geeignet. Man muß zahlreiche Größen zur Hand haben, um bei der Operation die passende Endoprothese auswählen zu können.

PACHALSKI and CWIKLICKI haben das Kahnbein durch eine Endoprothese aus Plexiglas ersetzt und einen ausgezeichneten Erfolg bei kurzer

Nachbehandlungszeit erzielen können, wenn sich eine schmerzhafte Arthrose nach mangelnder Fraktur- oder Pseudarthrosenheilung einstellte. Für den Ersatz von Interphalangealgelenken stehen verschiedene Endoprothesenformen zur Verfügung. Sie stellen kleine Scharniere dar, deren Teile mit Stiften in den Markhöhlen der angrenzenden Phalangen verankert werden (Brannon and Klein). Die Operation erfordert eine besonders sorgfältige Technik. Als Indikation werden vor allem die subluxierten bzw. überstreckten Fingergelenke bei der Polyarthritis rheumatica angesehen (Flatt), da die mechanische Sperre der künstlichen Gelenke bei einer Winkelstellung von 180° Überstreckungen verhindert und eine stabile Gelenkführung gewährleistet ist.

Die Alloarthroplastiken stellen eine Bereicherung der therapeutischen Möglichkeiten dar. Sie haben jedoch nur dann ihre Berechtigung, wenn andere einfachere Verfahren nicht in Frage kommen, da sie mit relativ hohen Risiken belastet sind. Das Materialproblem hat einen hohen Stand der Entwicklung erreicht. Die operative Technik muß erlernt und mit Sorgfalt ausgeführt werden; sie ist nur im Detail noch zu verbessern. Spätergebnisse zeichnen sich ab, so daß eine Abgrenzung der Indikation wichtig ist, wenn eine Wiederholung bestimmter Mißerfolge vermieden werden soll. Hierin liegt eine Fehlerquelle, die nur durch ständige Beschäftigung mit der Materie eliminiert werden kann. Stärker als bei anderen plastischen Eingriffen am Bewegungsapparat muß eine Vielzahl von Gesichtspunkten berücksichtigt werden. Die Tatsache, daß das mit der Operation angestrebte Ziel nach Wiederherstellung eines schmerzfreien, beweglichen und stabilen Gelenkes mit anderen Mitteln nur selten erreicht werden kann, darf nicht zu großzügiger oder oberflächlicher Indikationsstellung verleiten. Das hohe Risiko der Alloarthroplastik muß der Patient tragen, ein Gesichtspunkt, der besonders in jenen Fällen Bedeutung erlangt, in denen die Alloarthroplastik entgegen dem Vorschlag des Operateurs nach einem andersartigen Eingriff ausdrücklich gewünscht wird. Damit kann dieser Eingriff in den Grenzbereich ärztlichen Handelns rücken, in dem ästhetische Fragen gegen rein medizinische abzuwägen sind, so daß der Aufklärungspflicht ganz besondere Bedeutung beizumessen ist.

Zusammenfassung

Um die Forderung nach einem schmerzfreien, gut beweglichen und stabilen Gelenk zu erfüllen, hat sich der plastische Gelenkersatz durch metallische oder Kunststoff-Endoprothesen zu einem wertvollen Behandlungsverfahren entwickelt. Sowohl das Materialproblem als auch die Konstruktionen haben nach manchen Rückschlägen heute eine gewisse Vervollkommnung erfahren, ohne daß bereits alle Einzelfragen als endgültig gelöst betrachtet werden können. Fortschritte sind besonders auf dem Gebiet der künstlichen Hüften erzielt worden, dem die größte praktische Bedeutung beigemessen werden muß. Hier konkurrieren verschiedene Verfahren, deren unterschiedlicher Wert endgültig erst an Hand von Spätergebnissen beurteilt werden kann. Wo eine Hemialloarthroplastik geeignet ist, sollte sie dem totalen Gelenkersatz vorgezogen werden. Einige Indikationen gelten heute allgemein als fest umrissen, andere sind als relativ anzusehen und von der persönlichen Erfahrung des Operateurs geprägt. An Hand typischer Beispiele wird ein Überblick über die Gelenkerkrankungen und Verletzungsfolgen gegeben, bei denen die Alloarthroplastik in ihren verschiedenen Formen als zweckmäßiges Behandlungsverfahren anzusehen ist.

Literatur

ALVIK, I.: Arthrodesis and arthroplasty of the hip joint. Acta orthop. scand. **33**, 253 (1963).

ANDERSON, L. D., W. R. HAMSA, Jr., and T. L. WARING: Femoral-Head-Prosthesis. A review of 356 operations and their results. J. Bone Jt. Surg. **46 A**, 1049 (1964).

ARZIMANOGLU, A., and D. TSAPARDONIS: Femoral head prosthesis. Hellen. Cheir. **5**, 576 (1964).

AUFRANC, O. E.: Surgery of the hip in rheumatoid arthritis and osteoarthritis. Bull. rheum. Dis. **14**, 335 (1964).

— Constructive hip surgery with the vitallium mold. J. Bone Jt. Surg. **39 A**, 237 (1967)

BARIGAZZI, P. D.: Fracture of the Head of the Radius. Reconstruction of the head with a vitallium-prosthesis. Minerva ortop. (Torino) **11**, 266 (1960).

—, and C. DELFINO: Arthroplasty of the hip by a vitallium capsule. Arch. Ist. osped. S. Corona **29**, 95 (1964).

BARR, J. S., and R. G. EATON: Elbow reconstruction with a new prosthesis to replace the distal end of the humerus. J. Bone Jt. Surg. **47 A**, 1408 (1965).

—, J. F. DONOVAN, and D. W. FLORENCE: Arthroplasty of the hip. J. Bone Jt. Surg. **46 A**, 249 (1964).

BASCOM, J., L. D. PHILIPP, J. J. HAGLIN, and R. E. REILEY: Use of hip prosthesis in fresh fractures. Experience with fifty-two cases at the Minneapolis General Hospital. J. Amer. med. Ass. **169**, 1863 (1959).

BRADFORD, C. H., J. J. KELLEHER, P. I. O'BRIEN, and R. M. KILFOYLE: Primary prosthesis for subcapital fractures of the neck of the femur. New Engl. J. Med. **251**, 804 (1954).

BRANNON, E. W., and G. KLEIN: Experiences with a finger-joint prosthesis. J. Bone Jt. Surg. **41 A**, 87 (1959).

BOSCH OLIVES, V., P. RUBIES TRIAS y C. MARCO CLEMENTE: Tratamiento de las fracturas y sequelas del cuello del fémur. Rev. Ortop. Traum. (Madr.) **8**, 1 (1964).

CHARNLEY, J.: The lubrication of animal joints in relation to surgical reconstruction by arthroplasty. Ann. rheum. Dis. **19**, 10 (1960).

— Anchorage of the femoral head prosthesis to the shaft of the femur. J. Bone Jt. Surg. **42 B**, 28 (1960).

— The bonding of prosthesis to bone by cement. J. Bone Jt. Surg. **46 B**, 518 (1964).

— Total prosthetic replacement of the hip. Xth Congr. of the Internat. Soc. Orthop. Surg. a. Traum., Internat. Congr. Ser. **116**, E 25 (1966).

CORNELEAC, E., H. SALTER, E. COJOCARU, M. PASCU, A. BRANDES, R. RAILEANU, V. MOISA, M. ITICOVICI und I. RADAUCEANU: Acryl arthroplasty of the elbow. Zbl. Chir. **86**, 1671 (1961).

Couventry, M. B.: An evaluation of the femoral head prosthesis after ten years of experience. Surg. Gynec. Obstet. **109**, 243 (1959).

Danielsson, L.: Arthroplasty of the hip according to Thompson and Moore. Acta orthop. scand. **35**, 348 (1965).

Decoulx, J.: Traitement des fractures du col du fémur (402 Cas). Lille chir. **19**, 115 (1964).

Decoulx, P., et J. Decoulx: Résultats lointains des prothéses de Moore pour fractures fraîches cervicales vraies du fémur. Lille chir. **21**, 27 (1966).

Denham, R. A., and W. A. Law: Arthroplasty of the hip. J. Bone Jt. Surg. **39 B**, 614 (1957).

Edwards, G. E., and O. Rostrup: Radial head prosthesis in the management of radial head fractures. Canad. J. Surg. **3**, 153 (1960).

Erhart, O.: Erfahrungen mit Kunstharz- und Cup-Plastiken am Hüftgelenk. Arch. orthop. Unfall-Chir. **50**, 446 (1959).

Felländer, M., and B. Walldius: Arthroplasty with Moore-prosthesis following femoral-neck fracture. Acta orthop. scand. **32**, 442 (1962).

Flatt, A. E.: Restoration of rheumatoid finger-joint function. Interim report on trial of prosthetic replacement. J. Bone Jt. Surg. **43 A**, 753 (1961).

Fürmaier, A.: Beitrag zur Mechanik der Patella und des Gesamtkniegelenkes. Arch. orthop. Unfall-Chir. **46**, 78 (1953).

Guilleminet, M., et J. Marion: Les échecs aprés reconstruction de la hanche avec prothése acrylique. Causes moyens de prévention et de traitement. Rev. Chir. orthop. **41**, 377 (1955).

Hackenbroch, M.: Zur ätiologischen und klinischen Problematik der Arthrosis deformans. Z. Orthop. (Beilageheft) **89**, 70 (1957).

Hellens, von A.: Arthroplasty of the knee using an endoprosthesis. Ann. Chir. Gynaec. Fenn. **50**, 132 (1961).

Hinchey, J. J., and P. L. Day: Comparison of Judet and intramedullary type of prosthesis in non-union of hip. fractures. Sth. med. J. (Bgham. Ala.) **48**, 1158 (1955).

— — Primary prosthetic replacement in fresh femoral-neck fractures. J. Bone Jt. Surg. **46 A**, 223 (1964).

Hirsch, C.: Intramedullary metallic prosthesis in the hip. Nord. Med. **69**, 134 (1963).

Hohmann, D.: Früh- und Spätergebnisse bei Alloarthroplastiken des Hüftgelenkes. Langenbecks Arch. klin. Chir. **305**. 52 (1963).

— Früh- und Spätergebnisse bei Hüftalloarthroplastiken. Arch. orthop. Unfall-Chir. **55**, 432 (1963).

Judet, R.: Experiences of hip-arthroplasties by acrylic prothesis since 1946. J. Bone Jt. Surg. **36 B**, 691 (1954).

—, and J. Judet: Technique and results with the acrylic femoral head prosthesis. J. Bone Jt. Surg. **34 B**, 173 (1952).

— —, J. Lagrange et J. Dunoyer: Les prothèses acryliques dans la chirurgie de la hanche. Rev. Chir. orthop. **41**, 325 (1955).

Knöfler, W. E.: Spätergebnisse der Hüftgelenksalloarthroplastik. Beitr. Orthop. Traum. **10**, 337 (1963).

—, u. O. K. Sperling: Über die Ursachen der Hüftsteifen nach Endoprothesenplastik. Zbl. Chir. **84**, 1918 (1959).

Lange, M.: Orthop.-Chirurgische Operationslehre. München: J. F. Bergmann.

Lapras, A.: Dimensions de la tête fémorale et leur incidence sur le choix d'une prothése. Màcon-Presse méd. **72**, 2469 (1964).

Law, W. A.: Late results in vitallium-mold arthroplasty of the hip. J. Bone Jt. Surg. **44 A**, 1497 (1962).

LE-COCQ, J. F.: Mould and prosthetic arthroplasties of the hip. Northw. Med. (Seattle) **62**, 181 (1963).

LEXER, E.: Wiederherstellungschirurgie. Leipzig: J. A. Barth 1920.

LIPSCOMB, P. R.: Reconstructive surgery for bilateral hip-joint desease in the adult. J. Bone Jt. Surg. **47 A**, 1 (1965).

LUNCEFORD, Jr. E. M.: Use of the Moore-self-locking vitallium prosthesis in acute fractures of the femoral neck. J. Bone Jt. Surg. **47 A**, 832 (1965).

MAHONEY, J. W., J. H. MULHOLLAND, J. JAHR, and J. A. DOOLING: Immediate Moore-prosthetic replacement in acute intracapsular fractures. Amer. J. Surg. **95**, 577 (1958).

MATCHETT, F.: A new long-stem intramedullary vitallium hip prosthesis. J. Bone Jt. Surg. **47 A**, 43 (1965).

MAYER, J. H., and S. D. SARKAR: Prosthetic replacement for subcapital fractures of the femoral neck. Lancet **1964**, II, 1038.

McBRIDE: Arch. Surg. **83**, 726 (1961).

McKEE, G. K.: The present status of total prosthetic replacement in advanced osteo-arthritis of the hip. Xth Congr. of the Internat. Soc. Orthop. Surg. a. Traum. Internat. Congr. Ser. **116**, E 26 (1966).

—, and J. WATSON-FARRAR: Replacement of arthritic hips by the McKEE-FARRAR Prosthesis. J. Bone Jt. Surg. **48 B**, 245 (1966).

McKEEVER, D. C.: Patellar prosthesis. J. Bone Jt. Surg. **37 A**, 1074 (1955).

— Tibial plateau prosthesis. Clin. Orthop. **18**, 86 (1960).

MERLE D'AUBIGNE, R.: Nécrose traumatique de la tête fémorale. Wiederherstellungschir. u. Traum. **5**, 61 (1960).

—, et P. MAURER: Résultats des arthroplasties cervico-céphaliques dans la chirurgie de la hanché. Rev. Chir. orthop. **42**, 19 (1956).

MILCH, H.: The resection angulation operation in the treatment of the painful or stiff hip. Arthr. and Rheum. **4**, 636 (1961).

MOORE, A.: Metal hip joint. A new self-locking Vitallium-prosthesis. Sth. med. J. (Bgham. Ala.) **45**, 1015 (1952).

MUELLER, M. E.: Complete prostheses. Xth Congr. of the Internat. Soc. Orthop. Surg. a. Traum. Internat. Congr. Ser. **116**, E 26 (1966).

NEER, CH. S.: Degenerative lesions of the proximal humeral articular surface. Clin. Orthop. **20**, 116 (1961).

— Articular replacement for the humeral head. J. Bone Jt. Surg. **46 A**, 1607 (1964).

NEYER, H. R.: Klinischer und mikroskopischer Befund nach einer Acryl-Cup-Plastik der Hüfte. Z. Orthop. **98**, 47 (1964).

NIELSEN, J., and H. JENSEN: Moore-Arthroplasty in femoral neck fractures. Ugeskr. Laeg. **126**, 1317 (1964).

PACHALSKI, A., and Z. CWIKLICKI: Endoprosthesis of the carpal scaphoid. Chir. Narzad. Ruchu **28**, 247 (1963).

PARRISH, T. F., and J. J. JONES: Fracture of the femur following prosthetic arthroplasty of the hip. J. Bone Jt. Surg. **46 A**, 241 (1964).

PAYR, E.: Weitere Erfahrungen über die operative Mobilisierung ankylosierter Gelenke mit Berücksichtigung des späteren Schicksals der Arthroplastik. Dtsch. Z. Chir. **129**, 341 (1914).

PRIGNACCHI, V., and L. BOCCANERA: Endoprosthesis in the surgical reconstruction of the hip. Bull. Sci. med. **131**, 92 (1959).

RAMADIER, J. O., et G. LÉVITAN: Arthroplastie à cupule. Rev. Chir. orthop. **42**, 29 (1956).

RE, C., e N. R. CROZZOLI: Artroplastica d'anca con protesi tipo Austin-Moore. Minerva ortop. (Torino) **16**, 439 (1965).

Rehn, E.: Zur Wiederherstellungschirurgie der Gelenke. Langenbecks Arch. klin. Chir. **180**, 395 (1934).

Rettig, H.: Die Hüftarthroplastik mit Spezialendoprothese. Z. Orthop. **82**, 290 (1952).

Salem, G.: Indikation zur Moore-Prothese in der Traumatologie. Mschr. Unfallheilk. **69**, 227 (1966).

Samoilov, G. S.: Alloplasty of the patella. Ortop. Travm. Protez. **8**, 20 (1965).

Sarmiento, A., and H. A. Grimes: The use of the Austin T. Moore-Vitallium prosthesis in the treatment of acute fractures and other diseases of the hip. Clin. Orthop. **28**, 120 (1963).

Schwartzmann, I. R.: Arthroplasty of the hip in rheumatoid arthritis. A follow up study of sixty-eight hips. J. Bone Jt. Surg. **41 A**, 705 (1959).

Shepherd, M. M.: A review of 650 hip arthroplasty operations. J. Bone Jt. Surg. **36 B**, 566 (1954).

Shiers, L. G. P.: Hinge arthroplasty for arthritis. Rheumatism **17**, 54 (1961).

Sideman, S.: Hinged knee prosthesis. Quart. Bull. Northw. Univ. med. Sch. **35**, 338 (1961).

Smith-Petersen, M. N.: Arthroplasty of the hip. A new method. J. Bone Jt. Surg. **21**, 269 (1939).

Solomon, L., and O. E. Aufranc: Vitallium mold arthroplasty of the hip in rheumatoid arthritis. Arthr. and Rheum. **5**, 37 (1962).

Stein, Jr. A. H., and W. S. Costen: Hip arthroplasty with the metallic prosthesis. J. Bone Jt. Surg. **44 A**, 1155 (1962).

—, and J. R. Griz: The treatment of femoral fractures by internal fixation or primary prosthesis. Surg. Gynec. Obstet. **119**, 1037 (1964).

Thompson, F. R.: Two and a half years' experience with a vitallium intramedullary hip prosthesis. J. Bone Jt. Surg. **36 A**, 489 (1954).

Townley, C. O.: Articular-plate replacement arthroplasty for the knee joint. Clin. Orthop. **36**, 77 (1964).

Urist, M. R.: The principles of hip socket arthroplasty. J. Bone Jt. Surg. **39 A**, 786 (1957).

Walldius, B.: Arthroplasty of the knee using an endoprosthesis. Acta orthop. scand., Suppl. **24** (1957).

— Arthroplasty of the knee using an endoprosthesis. Acta orthop. scand. **30**, 137 (1960).

Waring, T. L., and L. D. Anderson: Arthroplastie à cupule de Crawford Adams. Revue de 50 cas. J. Bone Jt. Surg. **43 A**, 431 (1961).

Watson-Farrar, J.: The prosthetic replacement of arthritic hips by means of the McKee-Farrar artificial hip joint. Arch. orthop. belg. **31**, 681 (1965).

Witt, A. N.: Zur Indikation und Technik der Alloarthroplastik des Hüftgelenkes. Langenbecks Arch. klin. Chir. **284**, 668 (1956).

— Die Alloarthroplastik bei Schenkelhalspseudarthrose mit Kopfnekrose. Wiederherstellungschir. u. Traum. **8**, 140 (1964).

— Der derzeitige Stand der Alloarthroplastik. Langenbecks Arch. klin. Chir. **309**, 3 (1965).

Young, H.: Use of a hinged vitallium prosthesis for arthroplasty of the knee. J. Bone Jt. Surg. **45 A**, 1627 (1963).

Zanoli, R., u. S. Zappoli: Die Behandlung der posttraumatischen aseptischen Nekrose des Femurkopfes. Wiederherstellungschir. u. Traum. **5**, 94 (1960).

Zucchi, V.: Arthroplasty of the elbow. Arch. Ortop. (Milano) **76**, 333 (1963).

Prof. Dr. G. Friedebold
Chefarzt d. Chir.-Orthopäd. Abt. des Städt. Krankenhauses Britz, Berlin

Druck: Carl Ritter & Co., Wiesbaden